第1章　ガイドライン総説

第2章　外　　陰　　癌

第3章　腟　　　　　癌

第4章　その他の外陰がん・腟がん

第5章　資　　料　　集

外陰がん・腟がん治療ガイドライン

2015年版

日本婦人科腫瘍学会―編

後援●
日本産科婦人科学会
日本産婦人科医会
婦人科悪性腫瘍研究機構
日本放射線腫瘍学会
日本病理学会
日本皮膚科学会
日本形成外科学会

金原出版株式会社

日本婦人科腫瘍学会

外陰がん・腟がん治療ガイドライン 2015年版（第1版）

ガイドライン委員会

委員長	片渕　秀隆	熊本大学医学部　産科婦人科
副委員長	三上　幹男	東海大学医学部　産婦人科
初代委員長	宇田川　康博	藤田保健衛生大学　（2002～2008年）
第2代委員長	八重樫　伸生	東北大学医学部　産婦人科　（2008～2012年）
主幹事	永瀬　智	山形大学医学部　産婦人科
編集幹事	金内　優典	長崎大学医学部　産婦人科

外陰がん・腟がん治療ガイドライン
作成委員会

小委員長	齋藤　俊章	国立病院機構九州がんセンター　婦人科
委　員	有吉　和也	国立病院機構九州がんセンター　婦人科
	生島　仁史	徳島大学病院　放射線治療科
	牛嶋　公生	久留米大学医学部　産科婦人科
	田代　浩徳	熊本大学医学部　保健学科
	新倉　仁	東北大学医学部　産婦人科
	馬場　長	京都大学医学部　婦人科学・産科学
	水口　剛雄	筑波大学医学医療系　産科婦人科
	村松　俊成	東海大学医学部付属八王子病院　産婦人科
	柳井　広之	岡山大学病院　病理診断科
	山上　亘	慶應義塾大学医学部　産婦人科
幹　事	田畑　務	三重大学医学部　産科婦人科

評価委員会

委　員	青木　大輔	慶應義塾大学医学部　産婦人科
	伊藤　潔	東北大学災害科学国際研究所　災害産婦人科
	岩成　治	島根県立中央病院　産婦人科
	宇野　隆	千葉大学医学部　放射線科
	榎本　隆之	新潟大学医学部　産婦人科
	大道　正英	大阪医科大学　産婦人科
	岡本　愛光	東京慈恵会医科大学　産婦人科
	加藤　久盛	神奈川県立がんセンター　婦人科
	加藤　秀則	国立病院機構北海道がんセンター　婦人科
	藏本　博行	神奈川県予防医学協会
	児玉　省二	新潟南病院　産婦人科
	小西　郁生	京都大学医学部　婦人科学・産科学
	小林　裕明	鹿児島大学医学部　産科婦人科
	齋藤　豪	札幌医科大学　産婦人科
	櫻木　範明	北海道大学医学部　産婦人科

杉山　徹	岩手医科大学医学部	産婦人科
鈴木　直	聖マリアンナ医科大学	産婦人科
竹島　信宏	がん研究会有明病院	婦人科
寺本　勝寛	山梨県立中央病院	婦人科
藤井　多久磨	藤田保健衛生大学	産婦人科
松下　茂人	国立病院機構鹿児島医療センター	皮膚腫瘍科・皮膚科
三鍋　俊春	埼玉医科大学総合医療センター	形成外科・美容外科
村田　洋三	兵庫県立がんセンター	皮膚科
安田　政実	埼玉医科大学国際医療センター	病理診断科
温泉川　真由	国立がん研究センター中央病院	乳腺・腫瘍内科
横山　正俊	佐賀大学医学部	産科婦人科
吉川　裕之	筑波大学医学医療系	産科婦人科

(五十音順)

外陰がん・腟がん治療ガイドライン 2015年版　序文

　日本婦人科腫瘍学会のガイドライン委員会が2002年に設置され，宇田川康博委員長と八重樫伸生副委員長のご尽力によって，初版の『卵巣がん治療ガイドライン2004年版』，『子宮体癌治療ガイドライン2006年版』，そして『子宮頸癌治療ガイドライン2007年版』が刊行され，その後改訂を経て，それぞれ最新の2015年版，2013年版，2011年版が臨床の現場で活用されています。この中で，子宮頸癌に関する治療ガイドラインの再度の改訂が本委員会で検討され，当初，改訂版に新たに組み込まれる予定でありました外陰癌と腟癌の治療指針が国際的にも明示されていない実状を踏まえ，本学会の4つ目の治療ガイドラインとして，ここに初版となる『外陰がん・腟がん治療ガイドライン2015年版』を上梓する運びとなりました。2013年11月28日に開催された第1回作成委員会では，歴代委員長，委員長，副委員長，小委員長，委員，幹事をあわせた18名によって，新たな治療ガイドラインの方向性を決定致しました。委員には，日本病理学会と日本放射線腫瘍学会からもご推薦を頂きました。最後の2015年5月15日までに7回の作成委員会を開催し，その間にホームページ上でパブリック・コメントを会員に募集し，また第56回学術講演会（2014年7月17日：宇都宮市，鈴木光明会長）においてコンセンサス・ミーティングを実施し，最終段階として27名の委員によって構成される評価委員会で検討致しました。この2年足らずの作業工程において，国内外の外陰がん・腟がんの治療に関するデータを渉猟し，また現在のわが国における叡智を結集し，最終的に日本の実地治療に最も適合し得ると考えられる治療指針を16項目にわたって提示致しました。本ガイドラインが，外陰がん・腟がんの治療にあたる医療従事者にとって必携の書となり，それが患者さんとそのご家族にとって最良の結果が得られることにつながるものと確信しております。

　今回の治療ガイドラインでは，以下の内容を要点と致しました。
1. 上皮性腫瘍である外陰癌と腟癌を中心にCQを設定し，婦人科腫瘍医が診療する機会のある希少癌として外陰パジェット病，さらに悪性黒色腫を対象としましたので，これら全てを包含し，外陰がんと腟がんの用語を用いました。
2. 本章の前の「本ガイドラインにおける基本事項」では，本文の理解をより促すために，進行期分類，組織学的分類，手術療法，放射線治療，ならびに化学療法の解説を設けました。
3. 基本事項の中で，特に，外陰癌と腟癌の臨床進行期分類の歴史的背景に触れ，2014年に日本産科婦人科学会で採用となりました分類を掲載し，リンパ節の名称と定義も整理しました。また，外陰悪性黒色腫では，独自の進行期分類が確立していないことを受けて，皮膚悪性黒色腫のTNM分類を準用致しました。
4. 組織学的分類では，いずれにも本邦独自のものがないことから，長く用いられてきた2003年のWHO分類，2014年に改訂された新分類の両者を原文のまま掲載し，外陰と腟の上皮内腫瘍については両分類の相違の解説を加えました。
5. 手術療法と放射線治療では，日本語と英語の用語の表記を整理し，さらに，前者で汎用される切除マージンと外科的切除断端の用語を規定しました。

最善を尽くして完成させたガイドラインでありますが，日々の臨床の進歩・発展は目覚ましく，本学会会員諸氏，本書を手にされた多くの方々，そしてご後援頂いた日本産科婦人科学会，日本産婦人科医会，婦人科悪性腫瘍研究機構，日本放射線腫瘍学会，日本病理学会，日本皮膚科学会，日本形成外科学会にご叱正を請いながら，次の改訂に繋げていくことは申すに及びません。

　今回の作成にあたり，宇田川康博名誉教授，八重樫伸生教授のおふたりの歴代委員長には常に貴重で的確なご助言を頂きました。また，作成のパートナーである三上幹男副委員長，そして，齋藤俊章小委員長，田畑　務担当幹事，永瀬　智主幹事，金内優典編集幹事，執筆者各位の懸命且つ献身的なご尽力に深甚なる謝意を表します。さらに，吉川裕之理事長をはじめ，理事会，代議員会，会員の皆様の暖かいご支援に心からお礼申し上げます。最後に，編集の過程で昼夜を問わずご苦労頂いた本学会事務局の安田利恵さん，ならびに金原出版株式会社編集部の安達友里子さんをはじめ関係の方々に感謝申し上げます。

2015年6月

日本婦人科腫瘍学会ガイドライン委員会
委員長　片渕　秀隆

目　次

フローチャート1　外陰癌の治療：原発巣の取り扱い　……………………… 8
フローチャート2　外陰癌の治療：鼠径リンパ節の取り扱い　……………… 9
フローチャート3　外陰癌の治療：遠隔転移・再発の取り扱い　…………… 10
フローチャート4　腟癌の初回治療　…………………………………………… 11
フローチャート5　原発性外陰パジェット病の初回治療　…………………… 12

本ガイドラインにおける基本事項　…………………………………………… 13
　Ⅰ　進行期分類　…………………………………………………………… 13
　Ⅱ　組織学的分類　………………………………………………………… 22
　Ⅲ　手術療法　……………………………………………………………… 28
　Ⅳ　放射線治療　…………………………………………………………… 32
　Ⅴ　化学療法　……………………………………………………………… 33

第1章　ガイドライン総説　　34

第2章　外陰癌　　38

総　説　…………………………………………………………………………… 38
CQ01　外陰上皮内腫瘍（VIN）に対して推奨される治療は？　…………… 43
CQ02　広汎外陰切除術の適応と術式は？　………………………………… 47
CQ03　縮小手術の適応は？　………………………………………………… 49
CQ04　周辺臓器に浸潤が及ぶ局所進行例に対して推奨される手術療法は？　……… 51
CQ05　リンパ節郭清の適応と範囲は？　…………………………………… 53
CQ06　センチネルリンパ節生検によりリンパ節郭清を省略できるか？　… 57
CQ07　放射線治療の適応と方法は？　……………………………………… 60
CQ08　化学療法の適応は？　………………………………………………… 65
CQ09　治療後の経過観察は？　……………………………………………… 67
CQ10　再発に対して推奨される治療は？　………………………………… 69

第3章 ■ 膣癌　72

　総説 ……………………………………………………………………………………… 72
　　CQ11　腟上皮内腫瘍（VAIN）に対して推奨される治療は？ ……………………… 76
　　CQ12　放射線治療の適応と方法は？ ………………………………………………… 79
　　CQ13　手術療法の適応と方法は？ …………………………………………………… 82
　　CQ14　治療後の経過観察は？ ………………………………………………………… 84

第4章 ■ その他の外陰がん・腟がん　86

　総説 ……………………………………………………………………………………… 86
　　CQ15　原発性の外陰パジェット病に対して推奨される治療は？ ………………… 91
　　CQ16　悪性黒色腫に対して推奨される治療は？ …………………………………… 95

第5章 ■ 資料集　100

　Ⅰ　抗（悪性）腫瘍薬の有害事象一覧 ……………………………………………… 100
　Ⅱ　略語一覧 …………………………………………………………………………… 102

索引　103

フローチャート1
外陰癌の治療：原発巣の取り扱い

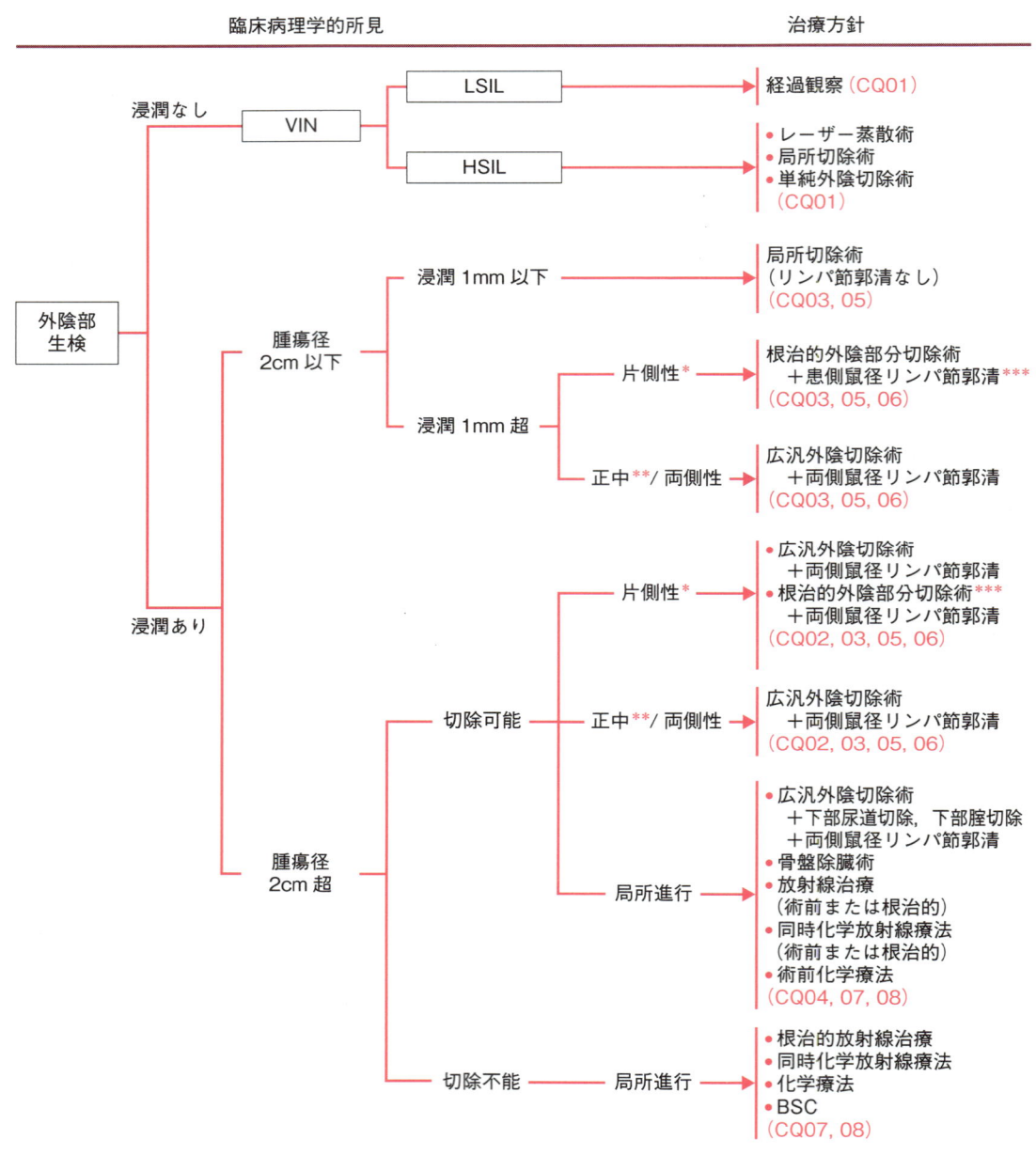

* 正中線より1cm以上離れた病変
** 恥骨結合，陰核を通る正中線上の外陰に発生する病変
*** 孤在性で，臨床的に鼠径リンパ節転移が疑われない病変

フローチャート2
外陰癌の治療：鼠径リンパ節の取り扱い

❶ 臨床的鼠径リンパ節転移の取り扱い

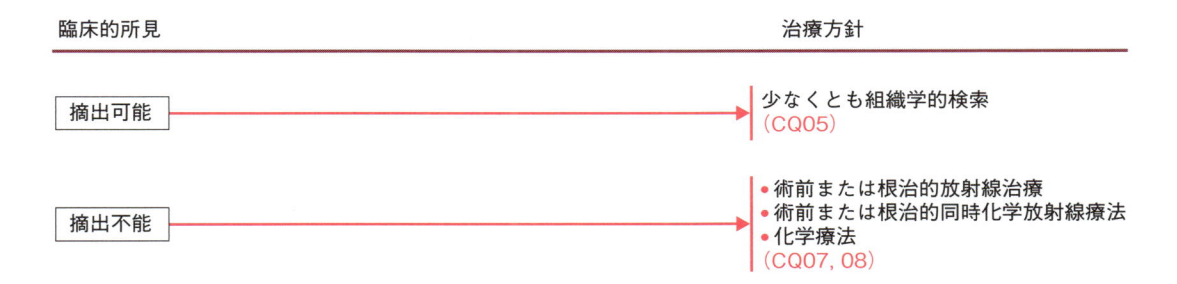

臨床的所見	治療方針
摘出可能	少なくとも組織学的検索（CQ05）
摘出不能	・術前または根治的放射線治療 ・術前または根治的同時化学放射線療法 ・化学療法 （CQ07, 08）

❷ 鼠径リンパ節郭清後の取り扱い

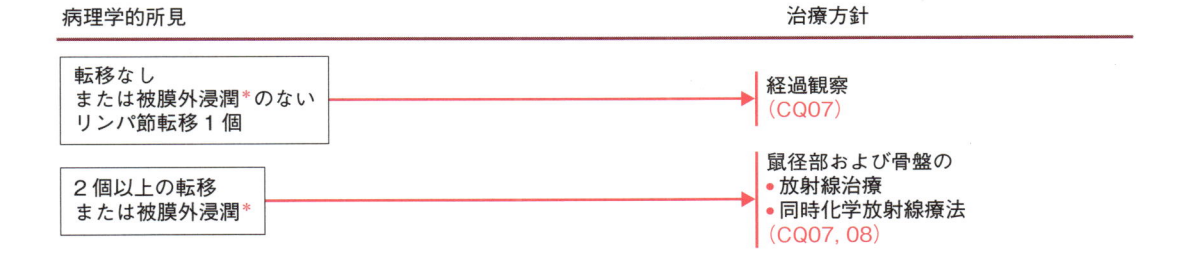

病理学的所見	治療方針
転移なし または被膜外浸潤*のない リンパ節転移1個	経過観察（CQ07）
2個以上の転移 または被膜外浸潤*	鼠径部および骨盤の ・放射線治療 ・同時化学放射線療法 （CQ07, 08）

*62頁 付記参照

フローチャート3
外陰癌の治療：遠隔転移・再発の取り扱い

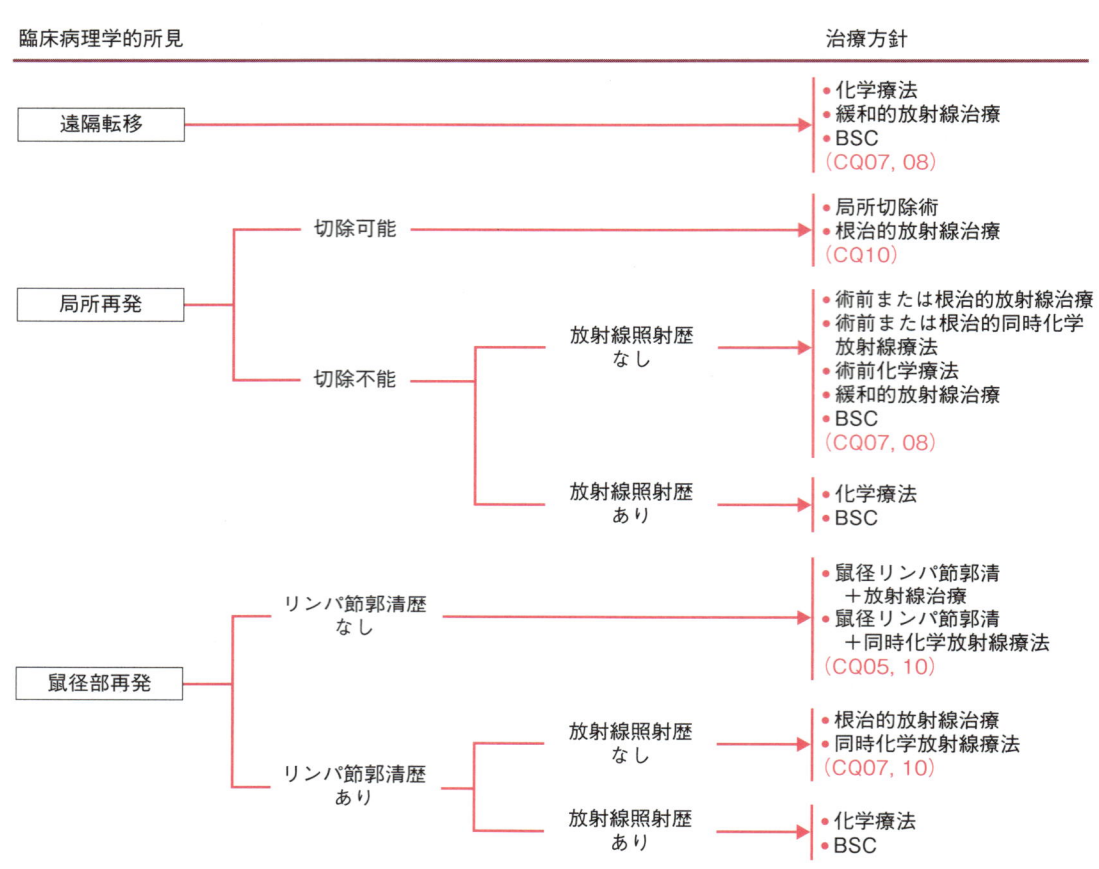

フローチャート4
腟癌の初回治療

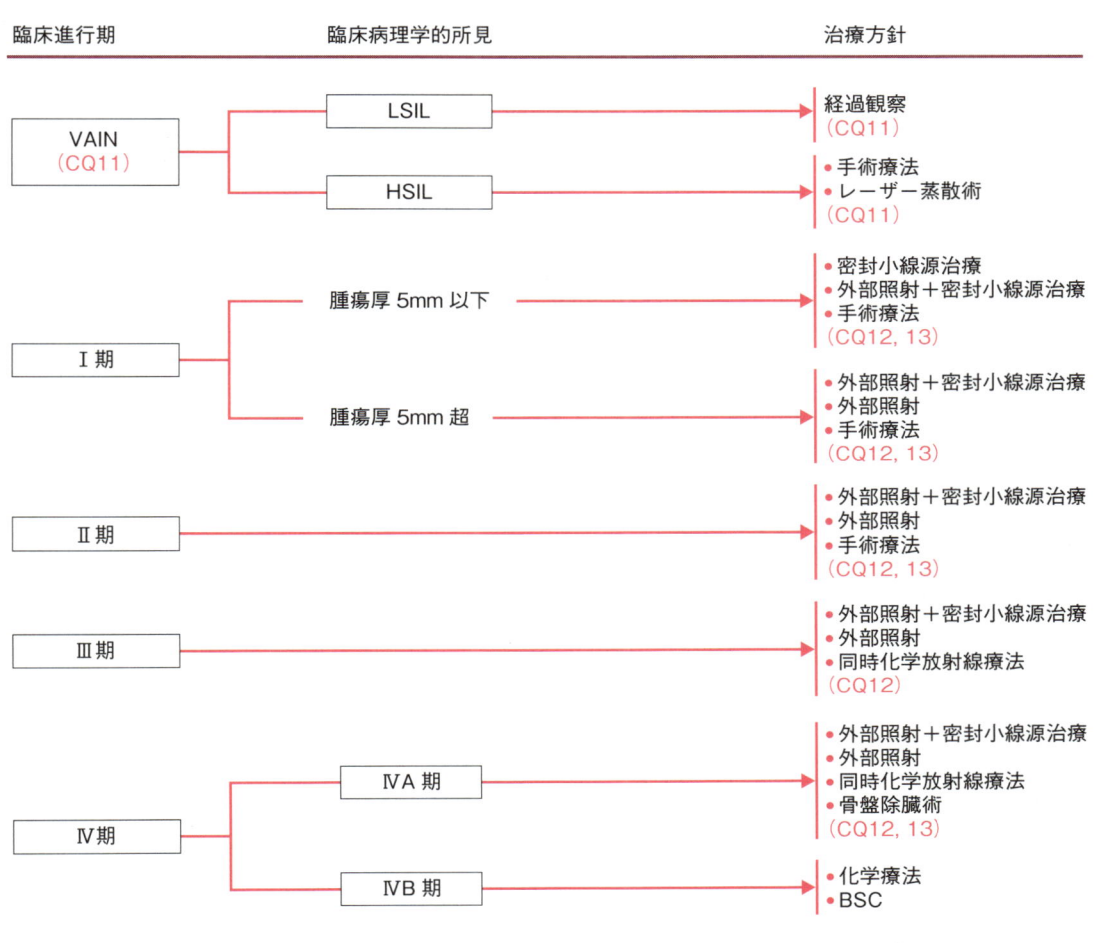

フローチャート5
原発性外陰パジェット病の初回治療

臨床病理学的所見　　　　　　　　　　　　　　　　　　　　　　　治療方針 (CQ15)

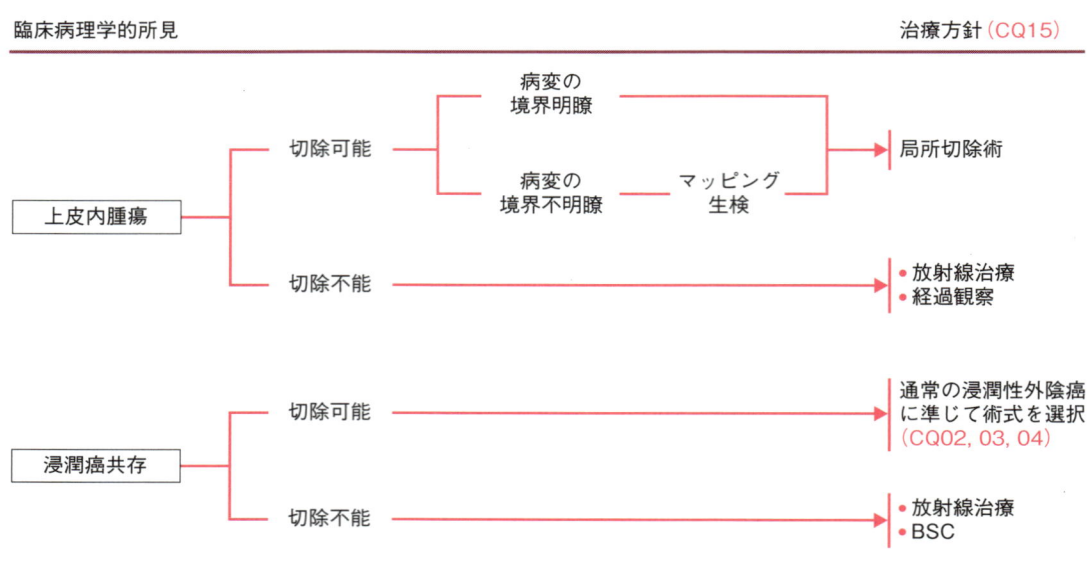

本ガイドラインにおける基本事項

Ⅰ 進行期分類

1. 外陰癌

　International Federation of Gynecology and Obstetrics（FIGO）は1988年に外陰癌の従来の臨床進行期分類にかえて，手術進行期分類を採用した。外陰癌は通常手術療法が施行されることが多く，病理組織学的評価が可能であり，重要な予後因子である所属リンパ節転移の評価を病理組織学的に行うことにより，手術進行期分類がより正確に予後を反映すると推測された。

(1) 手術進行期分類（FIGO 1988）

0期：上皮内癌
Ⅰ期：外陰または会陰に限局した最大径2cm以下の腫瘍，リンパ節転移はない
Ⅱ期：外陰および/または会陰のみに限局した最大径2cmを超える腫瘍，リンパ節転移はない
Ⅲ期：腫瘍の大きさを問わず，
　　　①隣接する下部尿道および/または腟または直腸に進展するもの
　　　②一側の所属リンパ節転移があるもの
Ⅳa期：腫瘍が次のいずれかに浸潤するもの
　　　　上部尿道，膀胱粘膜，直腸粘膜，骨盤骨および/または両側の所属リンパ節転移があるもの
Ⅳb期：骨盤リンパ節を含むいずれかの部位に遠隔転移があるもの

　その後，この分類に基づいた症例の生存率分析の結果，いくつかの欠点が判明したことから，1994年にⅠ期のみが改訂され，Ⅰa期は腫瘍の最大径が2cm以下で間質浸潤1mm以下のものとなった。

(2) 手術進行期分類（FIGO 1994）

0期：上皮内癌
Ⅰ期：外陰または会陰に限局した最大径2cm以下の腫瘍，リンパ節転移はない
　Ⅰa期：間質浸潤の深さが1mm以下のもの
　Ⅰb期：間質浸潤の深さが1mmを超えるもの
Ⅱ期：外陰および/または会陰のみに限局した最大径2cmを超える腫瘍，リンパ節転移はない

Ⅲ期：腫瘍の大きさを問わず，
　　　①隣接する下部尿道および/または腟または直腸に進展するもの
　　　　および/または
　　　②一側の所属リンパ節転移があるもの
Ⅳa期：腫瘍が次のいずれかに浸潤するもの
　　　上部尿道，膀胱粘膜，直腸粘膜，骨盤骨および/または両側の所属リンパ節転移があるもの
Ⅳb期：骨盤リンパ節を含むいずれかの部位に遠隔転移があるもの

　この進行期分類の問題点として，
1. 進行期別の予後の差が適切に反映されない。特にⅠ期とⅡ期の生存率の差が小さい
2. Ⅲ期の中に，予後良好な集団と予後不良な集団が存在する
3. 転移リンパ節数や形態が進行期分類に反映されていない

ことが挙げられる[1,2]。

　こういった問題点を解決する目的で，FIGOは2008年に新たな手術進行期分類を採用した[3]。Ⅰ期は外陰に限局する腫瘍であるが，2cm以下の腫瘍とされていたものとⅡ期で2cmをこえる腫瘍としたものを統合した。その上で，ⅠA期は変更せず，ⅠB期は腫瘍径2cmをこえる，あるいは間質浸潤1.0mmをこえる症例とした。これは米国のSurveillance, Epidemiology and End Results Program（SEER）のデータで，8cmをこえる腫瘍であってもリンパ節転移陰性では予後良好であったという報告に基づいている[1]。Ⅱ期は腫瘍径を問わず，会陰周囲組織への進展はあるが，リンパ節転移のないもの，Ⅲ期は腫瘍径や会陰周囲組織への進展の有無を問わずに，所属リンパ節転移を認めるものとした。さらに，転移リンパ節数やその大きさ，被膜外浸潤の有無によりⅢA，ⅢB，ⅢC期と細分類を行っている。Ⅳ期は上部尿道，腟への進展，または遠隔転移を伴うものとしており，ⅣA期は上部尿道，直腸，骨盤骨への進展や固定，潰瘍化した鼠径リンパ節転移，ⅣB期は骨盤リンパ節転移を含む遠隔転移としている。これらは，FIGO 1988手術進行期分類の問題点に焦点をあて，改訂された結果である。

　日本産科婦人科学会では，FIGO 2008手術進行期分類をもとに日本語訳を作成，2014年に採用している[4]。

(3) 手術進行期分類（日産婦2014，FIGO 2008）[4]
Ⅰ期：外陰に限局した腫瘍
　ⅠA期：外陰または会陰に限局した最大径2cm以下の腫瘍で，間質浸潤の深さが1mm以下のもの*。リンパ節転移はない
　ⅠB期：外陰または会陰に限局した腫瘍で，最大径2cmをこえるかまたは間質浸潤の深さが1mmをこえるもの*。外陰，会陰部に限局しておりリンパ節転移はない

Ⅱ期：隣接した会陰部組織（尿道下部1/3，腟下部1/3，肛門）への浸潤のあるもの。リンパ節転移はない。腫瘍の大きさは問わない

Ⅲ期：隣接した会陰部組織への浸潤はないか，あっても尿道下部1/3，腟下部1/3，肛門までにとどまるもので，鼠径リンパ節（浅鼠径，深鼠径）に転移のあるもの。腫瘍の大きさは問わない

 ⅢA期：（ⅰ）5mm以上のサイズのリンパ節転移が1個あるもの，または
    （ⅱ）5mm未満のサイズのリンパ節転移が1〜2個あるもの
 ⅢB期：（ⅰ）5mm以上のサイズのリンパ節転移が2個以上あるもの，または
    （ⅱ）5mm未満のサイズのリンパ節転移が3個以上あるもの
 ⅢC期：被膜外浸潤を有するリンパ節転移

Ⅳ期：腫瘍が会陰部組織（尿道上部2/3，腟上部2/3）まで浸潤するか，遠隔転移のあるもの

 ⅣA期：腫瘍が次のいずれかに浸潤するもの
   （ⅰ）上部尿道および/または腟粘膜，膀胱粘膜，直腸粘膜，骨盤骨固着浸潤のあるもの
   （ⅱ）固着あるいは潰瘍を伴う鼠径リンパ節
 ⅣB期：遠隔臓器に転移のあるもの（骨盤リンパ節を含む）

＊浸潤の深さは隣接した最も表層に近い真皮乳頭の上皮間質接合部から浸潤先端までの距離とする

（4）所属リンパ節：鼠径リンパ節（浅鼠径リンパ節，深鼠径リンパ節）（図1）

 FIGO進行期分類（2008年）によると，外陰癌の所属リンパ節の表記はinguinofemoral nodesもしくはinguinal and femoral lymph nodesと記載されている。しかしながら，femoral lymph nodeは"The femoral nodes are situated medial to the femoral vein within the fossa ovalis"[5]，"Deep femoral nodes are located medially along the femoral vessels."[6]，"Deep femoral nodes, which are by classic teaching located beneath the cribriform fascia…"[7]と記載されている。

 同部位のリンパ節は日本癌治療学会のリンパ節規約では浅鼠径リンパ節，深鼠径リンパ節と定義されているため[8]，本ガイドラインでは所属リンパ節は鼠径リンパ節（浅鼠径リンパ節，深鼠径リンパ節：30頁参照）と定義する。

 鼠径リンパ節：鼠径靭帯の足方にあるリンパ節
  浅鼠径リンパ節：大腿筋膜の表層にあるリンパ節
  深鼠径リンパ節：大腿筋膜より深部にあるリンパ節

(5) TNM分類（Union for International Cancer Control〔UICC〕第7版, 2009）[9]

UICCのTNM分類は，全ての臓器の悪性腫瘍に適応する分類法を基としている。Tは腫瘍の原発巣と進展の程度，Nは所属リンパ節，Mは遠隔転移を表し，これらの組み合わせからなる。外陰癌の進行期決定においては手術所見がその基本となることから，通常，病理学的TNM分類（pTNM）が用いられ，pT，pN，pMとして表す。

■T-原発腫瘍

- TX　原発腫瘍の評価が不可能
- T0　原発腫瘍を認めない
- Tis　上皮内癌（浸潤前癌），上皮内腫瘍3（VIN 3）
- T1　外陰，または外陰と会陰に限局する腫瘍
  - T1a　最大径2cm以下の腫瘍で間質浸潤1.0mm以下
  - T1b　最大径2cmをこえる腫瘍か，あるいは間質浸潤が1.0mmをこえる
- T2　大きさに関係なく尿道の下部1/3，腟の下部1/3，肛門など隣接した会陰部組織に進展する腫瘍
- T3　大きさに関係なく尿道の上部2/3，腟の上部2/3，膀胱粘膜，直腸粘膜に進展する，または骨盤骨に固着する腫瘍

■N-所属リンパ節：所属リンパ節は，鼠径リンパ節（浅鼠径，深鼠径）

- NX　所属リンパ節転移の評価が不可能
- N0　所属リンパ節転移なし
- N1　以下の特徴をもつ所属リンパ節転移
  - N1a　5mm未満のリンパ節転移が1～2個
  - N1b　5mm以上のリンパ節転移が1個
- N2　以下の特徴をもつ所属リンパ節転移
  - N2a　5mm未満のリンパ節転移が3個以上
  - N2b　5mm以上のリンパ節転移が2個以上
  - N2c　被膜外浸潤を呈するリンパ節転移
- N3　固着性または潰瘍性の所属リンパ節転移

■M-遠隔転移

- M0　遠隔転移なし
- M1　遠隔転移あり（骨盤リンパ節転移を含む）

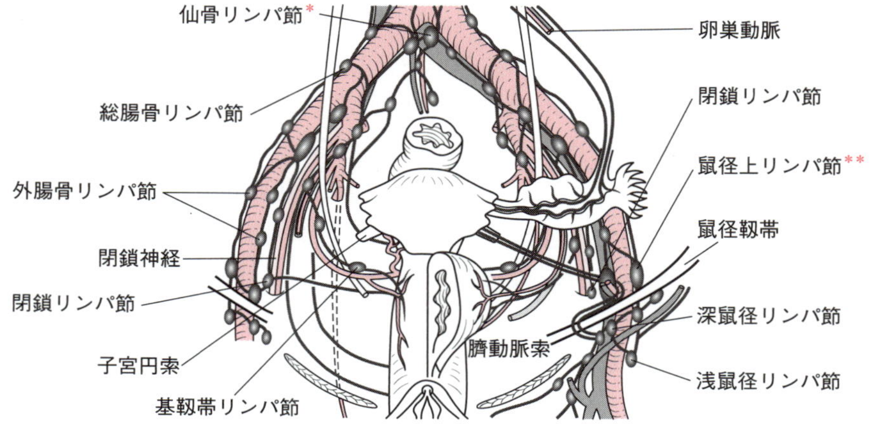

注：『日本癌治療学会リンパ節規約 第1版』では「正中仙骨リンパ節」（*），「大腿上リンパ節」（**）の語が用いられているが，本書では『子宮頸癌取扱い規約 第3版』『子宮体癌取扱い規約 第3版』に準じた。

図1 外陰がん・腟がん治療に関係するリンパ節の名称

（日本癌治療学会リンパ節規約 第1版〔2002年10月，金原出版〕より，
一部改変については日本癌治療学会より許諾）

(6) FIGO進行期分類とTNM分類（UICC第7版）との比較

FIGO進行期分類	TNM分類（UICC第7版）		
	T	N	M
I	T1	N0	M0
IA	T1a	N0	M0
IB	T1b	N0	M0
II	T2	N0	M0
IIIA	T1, T2	N1a, N1b	M0
IIIB	T1, T2	N2a, N2b	M0
IIIC	T1, T2	N2c	M0
IVA	T1, T2	N3	M0
	T3	Any N	M0
IVB	Any T	Any N	M1

2. 腟癌

腫瘍が子宮腟部まで拡がり外子宮口を侵すものは子宮頸癌，外陰部まで拡がるものは外陰癌と診断すると定められている[10]ため，腟癌と診断される症例は少数である。

FIGOは1971年に臨床進行期分類を採用している[11,12]が，その後改訂は行われていない。腟癌の約75％はⅡ～Ⅳ期で診断されるため，治療は放射線治療が多く行われていることから，子宮頸癌と同様に腟癌も臨床進行期分類が採用されている。したがって，下記の進行期分類は内診，コルポスコピー，膀胱鏡，直腸鏡，X線検査により診断され，CTやMRIなどの画像検査は治療計画の決定には採用してよいが，FIGO進行期分類を変更してはならないとされている[13]。

日本産科婦人科学会では，FIGO 1971臨床進行期分類をもとに日本語訳を作成，2014年に採用している[4]。

(1) 臨床進行期分類（FIGO 1971，日産婦2014）[4,11]

Ⅰ期：癌が腟壁に限局するもの
Ⅱ期：癌が傍腟結合織まで浸潤するが，骨盤壁には達していないもの
Ⅲ期：癌が骨盤壁にまで達するもの
Ⅳ期：癌が小骨盤腔をこえて広がるか，膀胱，直腸粘膜を侵すもの
　ⅣA期：膀胱および/または直腸粘膜への浸潤があるもの，および/または小骨盤腔を
　　　　こえて直接進展のあるもの
　　　　ただし，胞状浮腫の所見のみでⅣ期と診断してはならない
　ⅣB期：遠隔転移を認めるもの

(2) 所属リンパ節（図1参照）

原発巣が，腟の上部2/3の場合：骨盤リンパ節（鼠径上リンパ節，閉鎖リンパ節，内腸骨リンパ節，外腸骨リンパ節，総腸骨リンパ節，仙骨リンパ節）

原発巣が，腟の下部1/3の場合：鼠径リンパ節（浅鼠径リンパ節，深鼠径リンパ節：30頁参照）

(3) TNM分類（UICC第7版，2009）[14]

腟癌の進行期決定においては治療前所見が基本となることから，通常臨床的TNM分類が用いられる。

■T-原発腫瘍

TX　原発腫瘍の評価が不可能
T0　原発腫瘍を認めない
Tis　上皮内癌（浸潤前癌）

T1 　腟壁に限局する腫瘍
T2 　傍腟結合織まで浸潤するが，骨盤壁には達していない腫瘍
T3 　骨盤壁に達する腫瘍
T4 　膀胱および/または直腸の粘膜への浸潤があるもの，および/または小骨盤腔を超えて直接進展のある腫瘍
　　ただし，胞状浮腫の所見のみでT4と診断しない

■ **N-所属リンパ節**

NX 　所属リンパ節転移の評価が不可能
N0 　所属リンパ節転移なし
N1 　所属リンパ節転移あり

　所属リンパ節は，
　　　腟の上部2/3：骨盤リンパ節（鼠径上リンパ節，閉鎖リンパ節，内腸骨リンパ節，外腸骨リンパ節，総腸骨リンパ節，仙骨リンパ節）
　　　腟の下部1/3：鼠径リンパ節（浅鼠径リンパ節，深鼠径リンパ節）

■ **M-遠隔転移**

M0 　遠隔転移なし
M1 　遠隔転移あり

3. 外陰悪性黒色腫

　悪性黒色腫は早期より転移を起こしやすい腫瘍であり，予後不良である。悪性黒色腫は腫瘍の深達度や厚さ，潰瘍の有無，リンパ節転移などが予後と関連するため[15]，扁平上皮癌に代表される外陰癌とは生物学的特徴が異なり，一線を画すと考えられる。通常皮膚表皮に発生するが，口唇，口腔内，眼瞼，鼻腔，外陰部に発生するものは粘膜型として区別される。既に本邦では日本皮膚悪性腫瘍学会の『皮膚悪性腫瘍取扱い規約』が刊行されており[16]，悪性黒色腫の取り扱いが記載されている。詳細は『皮膚悪性腫瘍取扱い規約 第2版』を参考にされたい。以下の悪性黒色腫のTNM分類は皮膚悪性黒色腫に対するものである。外陰悪性黒色腫の進行期分類や粘膜原発悪性黒色腫の独自の進行期分類は確立していないため，粘膜発生に分類される外陰の悪性黒色腫は皮膚悪性黒色腫のTNM分類を準用することにする。

(1) TNM分類（American Joint Committee on Cancer〔AJCC〕, 2009）[16]

　皮膚悪性黒色腫ではAJCC分類（2009年）によるTNM分類と病期が決定されている。外陰悪性黒色腫独自の病期分類は存在しないため，皮膚悪性黒色腫のTNM分類のみを下記に示す。UICCのTNM分類（2009年）は2002年分類とほとんど変わっていないため，AJCCのTNM分類が用いられている。

■T-原発腫瘍（図2）

TX　　原発腫瘍の評価が不可能

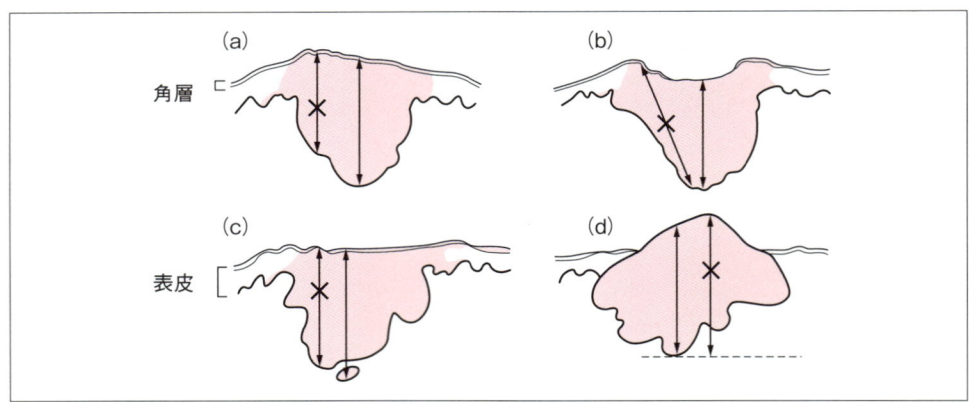

図2　Tumor thicknessの計測法

接眼レンズの鏡筒内にmicrometer（目盛りが刻まれている円板状のガラス板）を入れ，顕微鏡に取り付けてtumor thicknessを計測する。表皮に対して垂直方向に，表皮顆粒層上層部から最深部の腫瘍細胞（異型メラノサイト）までの距離を測る。病変内でtumor thicknessが最も厚いと考えられる切り出し面を中心に複数の切片について計測し，最大のものを採る（a）。表面が潰瘍化している場合は，上の起点は潰瘍表面とする（b, d）。原発巣底部にmicrosatellite（顕微鏡的衛星病巣）が存在する場合には，それも含めて最大のものを採る（c）。斜めの方向に測ったり（b），水平方向へ引いた延長線を用いて計測してはならない（d）。
（×印を付けた線は誤ったtumor thicknessの計測例）

（皮膚悪性腫瘍取扱い規約 第2版〔2010年8月，金原出版〕より）

T0	原発腫瘍を認めない
Tis	Melanoma *in situ*
T1	tumor thickness≦1mm
T1a	潰瘍なし，かつ核分裂像が$1/mm^2$未満
T1b	潰瘍あり，または核分裂像が$1/mm^2$以上
T2	1mm＜tumor thickness≦2mm
T2a	潰瘍なし
T2b	潰瘍あり
T3	2mm＜tumor thickness≦4mm
T3a	潰瘍なし
T3b	潰瘍あり
T4	tumor thickness＞4mm
T4a	潰瘍なし
T4b	潰瘍あり

■ N-所属リンパ節

NX	所属リンパ節転移の評価が不可能
N0	所属リンパ節転移，衛星転移[*1]，*in-transit*転移[*2]を認めない
N1	1個の所属リンパ節転移を認める
N1a	顕微鏡的転移を認める
N1b	肉眼的転移を認める
N2	2〜3個の所属リンパ節転移，またはリンパ節転移を伴わない衛星転移または*in-transit*転移を認める
N2a	2〜3個の顕微鏡的転移を認める
N2b	2〜3個の肉眼的転移を認める
N2c	リンパ節転移を伴わない衛星転移または*in-transit*転移を認める
N3	4個以上の所属リンパ節転移を認める，互いに癒着したリンパ節転移，リンパ節転移を伴う衛星転移または*in-transit*転移

注：所属リンパ節は，鼠径リンパ節（浅鼠径リンパ節，深鼠径リンパ節），腸骨リンパ節
[*1] 原発腫瘍の2cm以内に生じた皮膚転移
[*2] 原発腫瘍と所属リンパ節の間に生じた皮膚転移。ただし，衛星病巣は除く

■ M-遠隔転移

M0	遠隔転移を認めない
M1	遠隔転移を認める
M1a	所属リンパ節を超える皮膚，皮下またはリンパ節転移
M1b	肺転移
M1c	その他の臓器転移，または転移部位にかかわらず血清LDHの異常高値を示す場合

Ⅱ 組織学的分類

外陰, 腟腫瘍の組織学的分類として本邦独自の分類はなく, WHO 分類が用いられている。長く2003年WHO分類が用いられてきたが, 2014年にWHO分類改訂版が出版された。本ガイドラインでは, WHO分類2003年（WHO Classification of tumours of the vulva 2003, WHO Classification of tumours of the vagina 2003）とWHO分類2014年（WHO Classification of tumours of the vulva 2014, WHO Classification of tumours of the vagina 2014）の両者を掲載した。

1. 2003年WHO分類

(1) WHO histological classification of tumours of the vulva 2003

Epithelial tumours
Squamous and related tumours and precursors
 Squamous cell carcinoma, not otherwise
  specified 8070/3
  Keratinizing 8071/3
  Non-keratinizing 8072/3
  Basaloid 8083/3
  Warty 8051/3
  Verrucous 8051/3
  Keratoacanthoma-like
  Variant with tumour giant cells
  Others
 Basal cell carcinoma 8090/3
 Squamous intraepithelial neoplasia
  Vulvar intraepithelial neoplasia (VIN) 3/
    8077/2
  squamous cell carcinoma in situ
    8070/2
 Benign squamous lesions
  Condyloma acuminatum
  Vestibular papilloma
   (micropapillomatosis) 8052/0
  Fibroepithelial polyp
  Seborrheic and inverted follicular
   keratosis
  Keratoacanthoma
Glandular tumours
 Paget disease 8542/3
 Bartholin gland tumours
  Adenocarcinoma 8140/3
  Squamous cell carcinoma 8070/3
  Adenoid cystic carcinoma 8200/3
  Adenosquamous carcinoma 8560/3
  Transitional cell carcinoma 8120/3
  Small cell carcinoma 8041/3
  Adenoma 8140/0
  Adenomyoma 8932/0
  Others
 Tumours arising from specialized
  anogenital mammary-like glands
  Adenocarcinoma of mammary gland
   type 8500/3
  Papillary hidradenoma 8405/0
  Others
 Adenocarcinoma of Skene gland origin
    8140/3
 Adenocarcinomas of other types
    8140/3
 Adenoma of minor vestibular glands
    8140/0
 Mixed tumour of the vulva 8940/0
Tumours of skin appendage origin
 Malignant sweat gland tumours
    8400/3
 Sebaceous carcinoma 8410/3
 Syringoma 8407/0
 Nodular hidradenoma 8402/0
 Trichoepithelioma 8100/0
 Trichilemmoma 8102/0
 Others

Soft tissue tumours
 Sarcoma botryoides 8910/3
 Leiomyosarcoma 8890/3
 Proximal epithelioid sarcoma 8804/3
 Alveolar soft part sarcoma 9581/3
 Liposarcoma 8850/3
 Dermatofibrosarcoma protuberans
    8832/3
 Deep angiomyxoma 8841/1
 Superficial angiomyxoma 8841/0
 Angiomyofibroblastoma 8826/0
 Cellular angiofibroma 9160/0

Leiomyoma	8890/0	**Miscellaneous tumours**	
Granular cell tumour	9580/0	Yolk sac tumour	9071/3
Others		Merkel cell tumour	8247/3
		Peripheral primitive neuroectodermal	
Melanocytic tumours		tumour/	9364/3
Malignant melanoma	8720/3	Ewing tumour	9260/3
Congenital melanocytic naevus	8761/0		
Acquired melanocytic naevus	8720/0	**Haematopoetic and lymphoid tumours**	
Blue naevus	8780/0	Malignant lymphoma (specify type)	
Atypical melanocytic naevus of the genital type	8720/0	Leukaemia (specify type)	
Dysplastic melanocytic naevus	8727/0	**Secondary tumours**	

[1] Morphology code of the International Classification of Diseases for Oncology (ICD-O) {921} and the Systematized Nomenclature of Medicine (http://snomed.org). Behaviour is coded /0 for benign tumours, /2 for in situ carcinomas and grade 3 intraepithelial neoplasia, /3 for malignant tumours, and /1 for borderline or uncertain behaviour.

[2] Intraepithelial neoplasia does not have a generic code in ICD-O. ICD-O codes are only available for lesions categorized as squamous intraepithelial neoplasia grade 3 (e.g. intraepithelial neoplasia / VIN grade 3) = 8077/2 ; squamous cell carcinoma in situ 8070/2.

〔WHO Classification of Tumours : Pathology and Genetics of the Tumours of the Breast and Female Genital Organs. (2003, IARC Press) より〕

(2) WHO histological classification of tumours of the vagina 2003

Epithelial tumours			8140/0
Squamous tumours and precursors		Tubular	8211/0
Squamous cell carcinoma, not otherwise specified	8070/3	Tubulovillous	8263/0
		Villous	8261/0
Keratinizing	8071/3	**Other epithelial tumours**	
Non-keratinizing	8072/3	Adenosquamous carcinoma	8560/3
Basaloid	8083/3	Adenoid cystic carcinoma	8200/3
Verrucous	8051/3	Adenoid basal carcinoma	8098/3
Warty	8051/3	Carcinoid	8240/3
Squamous intraepithelial neoplasia		Small cell carcinoma	8041/3
Vaginal intraepithelial neoplasia 3 / squamous cell carcinoma in situ	8077/2 8070/2	Undifferentiated carcinoma	8020/3
		Mesenchymal tumours and tumour-like conditions	
Benign squamous lesions		Sarcoma botryoides	8910/3
Condyloma acuminatum		Leiomyosarcoma	8890/3
Squamous papilloma (vaginal micropapillomatosis)	8052/0	Endometrioid stromal sarcoma, low grade	8931/3
Fibroepithelial polyp		Undifferentiated vaginal sarcoma	8805/3
Glandular tumours		Leiomyoma	8890/0
Clear cell adenocarcinoma	8310/3	Genital rhabdomyoma	8905/0
Endometrioid adenocarcinoma	8380/3	Deep angiomyxoma	8841/1
Mucinous adenocarcinoma	8480/3	Postoperative spindle cell nodule	
Mesonephric adenocarcinoma	9110/3		
Müllerian papilloma			
Adenoma, not otherwise specified			

Mixed epithelial and mesenchymal tumours
    Carcinosarcoma（malignant müllerian
      mixed tumour；metaplastic
      carcinoma） 8980/3
    Adenosarcoma 8933/3
    Malignant mixed tumour resembling
      synovial sarcoma 8940/3
    Benign mixed tumour 8940/0

Melanocytic tumours
    Malignant melanoma 8720/3
    Blue naevus 8780/0
    Melanocytic naevus 8720/0

Miscellaneous tumours
Tumours of germ cell type
    Yolk sac tumour 9071/3
    Dermoid cyst 9084/0
Others
    Peripheral primitive neuroectodermal
      tumour/ 9364/3
    Ewing tumour 9260/3
    Adenomatoid tumour 9054/0

Lymphoid and haematopoetic tumours
    Malignant lymphoma（specify type）
    Leukaemia（specify type）

Secondary tumours

[1] Morphology code of the International Classification of Diseases for Oncology (ICD-O) {921} and the Systematized Nomenclature of Medicine (http://snomed.org). Behaviour is coded /0 for benign tumours, /2 for in situ carcinomas and grade 3 intraepithelial neoplasia, /3 for malignant tumours, and /1 for borderline or uncertain behaviour.

[2] Intraepithelial neoplasia does not have a generic code in ICD-O. ICD-O codes are only available for lesions categorized as squamous intraepithelial neoplasia grade 3 (e.g. vaginal intraepithelial neoplasia/VAIN grade 3) = 8077/2；squamous cell carcinoma in situ = 8070/2.

〔WHO Classification of Tumours：Pathology and Genetics of the Tumours of the Breast and Female Genital Organs.（2003, IARC Press）より〕

2. 2014年WHO分類

(1) WHO Classification of tumours of the vulva 2014[a, b]

Epithelial tumours
Squamous cell tumours and precursors
    Squamous intraepithelial lesions
      Low-grade squamous intraepithelial
        lesion 8077/0
      High-grade squamous intraepithelial
        lesion 8077/2
      Differentiated-type vulvar
        intraepithelial neoplasia 8071/2*
    Squamous cell carcinoma 8070/3
      Keratinizing 8071/3
      Non-keratinizing 8072/3
      Basaloid 8083/3
      Warty 8051/3
      Verrucous 8051/3
    Basal cell carcinoma 8090/3
    Benign squamous lesions
      Condyloma acuminatum
      Vestibular papilloma 8052/0
      Seborrheic keratosis
      Keratoacanthoma
Glandular tumours
    Paget disease 8542/3
    Tumours arising from Bartholin and
      other specialized anogenital glands
      Bartholin gland carcinomas
        Adenocarcinoma 8140/3
        Squamous cell carcinoma 8070/3
        Adenosquamous carcinoma 8560/3
        Adenoid cystic carcinoma 8200/3
        Transitional cell carcinoma 8120/3
      Adenocarcinoma of mammary gland
        type 8500/3
      Adenocarcinoma of Skene gland origin
        8140/3
      Phyllodes tumour, malignant 9020/3
    Adenocarcinomas of other types
      Adenocarcinoma of sweat gland type
        8140/3
      Adenocarcinoma of intestinal type

	8140/3
Benign tumours and cysts	
Papillary hidradenoma	8405/0
Mixed tumour	8940/0
Fibroadenoma	9010/0
Adenoma	8140/0
Adenomyoma	8932/0
Bartholin gland cyst	
Nodular Bartholin gland hyperplasia	
Other vestibular gland cysts	
Other cysts	
Neuroendocrine tumours	
High-grade neuroendocrine carcinoma	
Small cell neuroendocrine carcinoma	8041/3
Large cell neuroendocrine carcinoma	8013/3
Merkel cell tumour	8247/3

Neuroectodermal tumours
Ewing sarcoma　　　　　　　　　　9364/3

Soft tissue tumours
Benign tumours
Lipoma	8850/0
Fibroepithelial stromal polyp	
Superficial angiomyxoma	8841/0*
Superficial myofibroblastoma	8825/0
Cellular angiofibroma	9160/0
Angiomyofibroblastoma	8826/0
Aggressive angiomyxoma	8841/0*
Leiomyoma	8890/0
Granular cell tumour	9580/0
Other benign tumours	

Malignant tumours
Rhabdomyosarcoma	
Embryonal	8910/3
Alveolar	8920/3
Leiomyosarcoma	8890/3
Epithelioid sarcoma	8804/3
Alveolar soft part sarcoma	9581/3
Other sarcomas	
Liposarcoma	8850/3
Malignant peripheral nerve sheath tumour	9540/3
Kaposi sarcoma	9140/3
Fibrosarcoma	8810/3
Dermatofibrosarcoma protuberans	8832/1*

Melanocytic tumours
Melanocytic naevi
Congenital melanocytic naevus	8761/0
Acquired melanocytic naevus	8720/0
Blue naevus	8780/0
Atypical melanocytic naevus of genital type	8720/0
Dysplastic melanocytic naevus	8727/0

Malignant melanoma　　　　　　　8720/3

Germ cell tumours
Yolk sac tumour　　　　　　　　　9071/3

Lymphoid and myeloid tumours
Lymphomas
Myeloid neoplasms

Secondary tumours

ª The morphology codes are from the International Classification of Diseases for Oncology (ICD-O) {575A}. Behaviour is coded / 0 for benign tumours, / 1 for unspecified, borderline or uncertain behaviour, / 2 for carcinoma in situ and grade Ⅲ intraepithelial neoplasia and / 3 for malignant tumours ; ᵇ The classification is modified from the previous WHO classification of tumours {1906A}, taking into account changes in our understanding of these lesions ; * These new codes were approved by the IARC/WHO Committee for ICD-O in 2013.

〔WHO Classification of Tumours of Female Reproductive Organs. Fourth Edition (2014, IARC Press) より〕

(2) WHO Classification of tumours of the vagina 2014[a, b]

Epithelial tumours
Squamous cell tumours and precursors
Squamous intraepithelial lesions	
Low-grade squamous intraepithelial lesion	8077/0
High-grade squamous intraepithelial lesion	8077/2
Squamous cell carcinoma, NOS	8070/3
Keratinizing	8071/3
Non-keratinizing	8072/3
Papillary	8052/3
Basaloid	8083/3
Warty	8051/3
Verrucous	8051/3

Benign squamous lesions
    Condyloma acuminatum
    Squamous papilloma　8052/0
    Fibroepithelial polyp
    Tubulosquamous polyp　8560/0
    Transitional cell metaplasia

Glandular tumours
  Adenocarcinomas
    Endometrioid carcinoma　8380/3
    Clear cell carcinoma　8310/3
    Mucinous carcinoma　8480/3
    Mesonephric carcinoma　9110/3
  Benign glandular lesions
    Tubovillous adenoma　8263/0
    Villous adenoma　8261/0
    Müllerian papilloma
    Adenosis
    Endometriosis
    Endocervicosis
    Cysts

Other epithelial tumours
  Mixed tumour　8940/0
  Adenosquamous carcinoma　8560/3
  Adenoid basal carcinoma　8098/3

High-grade neuroendocrine carcinoma
  Small cell neuroendocrine carcinoma
    8041/3
  Large cell neuroendocrine carcinoma
    8013/3

Mesenchymal tumours
Leiomyoma　8890/0
Rhabdomyoma　8905/0
Leiomyosarcoma　8890/3
Rhabdomyosarcoma, NOS　8900/3
  Enbryonal rhabdomyosarcoma　8910/3
Undifferentiated sarcoma　8805/3
Angiomyofibroblastoma　8826/0
Aggressive angiomyxoma　8841/0
Myofibroblastoma　8825/0

Tumour-like lesions
  Postoperative spindle cell nodule

Mixed epithelial and mesenchymal tumours
Adenosarcoma　8933/3
Carcinosarcoma　8980/3

Lymphoid and myeloid tumours
Lymphomas
Myeloid neoplasms

Melanocytic tumours
Naevi
  Melanocytic naevus　8720/0
  Blue naevus　8780/0
Malignant melanoma　8720/3

Miscellaneous tumours
Germ cell tumours
  Mature teratoma　9084/0
  Yolk sac tumour　9071/3
Others
  Ewing sarcoma　9364/3
  Paraganglioma　8693/1

Secondary tumours

---

[a] The morphology codes are from the International Classification of Diseases for Oncology (ICD-O) {575A}. Behaviour is coded /0 for benign tumours, /1 for unspecified, borderline or uncertain behaviour, /2 for carcinoma in situ and grade Ⅲ intraepithelial neoplasia and /3 for malignant tumours ; [b] The classification is modified from the previous WHO classification of tumours {1906A}, taking into account changes in our understanding of these lesions ; * These new codes were approved by the IARC/WHO Committee for ICD-O in 2013.

〔WHO Classification of Tumours of Female Reproductive Organs. Fourth Edition (2014, IARC Press) より〕

3. WHO分類2003年とWHO分類2014年における上皮内腫瘍の対応

　WHO2014年組織分類では上皮内腫瘍について明確な分類を行っているが，その名称は以前のものと異なる。特に外陰上皮内腫瘍では，ヒトパピローマウイルス（human papillomavirus；HPV）関連とそうでないものとの区別がなされている。

(1) 外陰

WHO 2003年	WHO 2014年
非HPV関連	
単純型（分化型）外陰上皮内腫瘍 simplex（differentiated）VIN	分化型外陰上皮内腫瘍 differentiated VIN
HPV関連	
外陰上皮内腫瘍1 VIN 1	軽度扁平上皮内病変 LSIL
外陰上皮内腫瘍2 VIN 2	高度扁平上皮内病変 HSIL
外陰上皮内腫瘍3 VIN 3	

VIN：vulvar intraepithelial neoplasia
LSIL：low grade squamous intraepithelial lesion
HSIL：high grade squamous intraepithelial lesion

(2) 腟

WHO 2003年	WHO 2014年
腟上皮内腫瘍1 VAIN 1	軽度扁平上皮内病変 LSIL
腟上皮内腫瘍2 VAIN 2	高度扁平上皮内病変 HSIL
腟上皮内腫瘍3 VAIN 3	

VAIN：vaginal intraepithelial neoplasia
LSIL：low grade squamous intraepithelial lesion
HSIL：high grade squamous intraepithelial lesion

Ⅲ 手術療法

1. 外陰腫瘍（CQ01, CQ02, CQ03, CQ04, CQ05, CQ06, CQ15）

① レーザー蒸散術（laser vaporization）
病巣から十分な切除マージンを確保し，病巣および周囲皮膚をレーザー照射により蒸散する手術療法である。

② 局所切除術（wide local excision）
腫瘍から十分な切除マージンを確保し，表皮・粘膜，真皮を切除する。

③ 単純外陰切除術（simple vulvectomy）（図3）
全病巣を切除するために外陰全体を切除する定型的手術である。浸潤癌が疑われる場合を除き，深い皮下組織の切除は必要でない。

④ 根治的外陰部分切除術（radical local excision）（図4）
正常皮膚や腟壁の切除マージンを2cm程度確保し，深さは広汎外陰切除術と同様に深部の筋膜までの皮下組織を切除する。浸潤癌に対して外陰の片側のみを摘出する手術（radical hemivulvectomy）はこの術式に含まれる。鼠径リンパ節郭清を行うためには，別に鼠径部の皮膚切開が必要となる。

⑤ 広汎外陰切除術（radical vulvectomy）および鼠径リンパ節郭清（図5a, b）
腫瘍に対して外側，内側の切除マージンを広汎に確保しながら，大陰唇の外側に沿って外陰周囲を輪状切開し，浅会陰筋膜（Colles筋膜）に達するまで皮下組織を切り込み，脂肪組織を筋膜から取り除き腟方向へ切除する。内側は上方の外尿道口の周囲をめぐり切開し，腟入口部に沿って切開する。鼠径リンパ節郭清を行うための皮膚切開法により，以下に分類される。

1) 分割切開法（separate incision）（図5a）
外陰を切除する切開線と独立して両側鼠径部に切開線を入れる（triple incision approach）。鼠径部の触知によりリンパ節転移が疑われる場合は，転移リンパ節直上の皮膚を切除するように切開線を入れる。リンパ節転移が疑われない場合は，皮膚切除を回避する。

2) 一括切開法（*en bloc* incision）（図5b）
外陰を切除する切開線を両側鼠径部に延長して，両側上前腸骨棘から鼠径靱帯を通り，恥丘に達する弧状の皮膚切開を行う（longhorn状）。皮下組織を，外陰部から鼠径部のリンパ組織を含む脂肪組織に至るまで一括して摘出する。リンパ節転移が疑われる場合は，分割切開法同様に直上の皮膚をつけて切除する。

⑥ 骨盤除臓術（pelvic exenteration）
進行例で骨盤内の周辺臓器に浸潤が及ぶ場合に腟，子宮，膀胱および直腸・肛門を含めた摘出手術を行う。

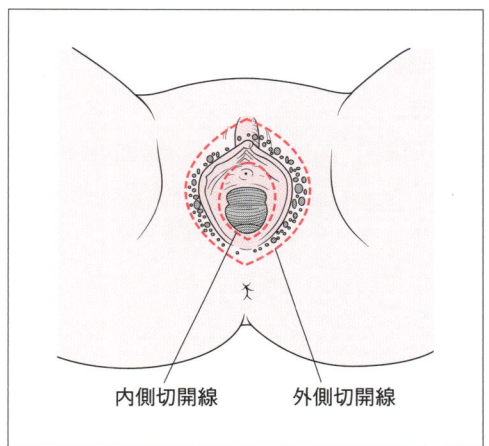

図3 単純外陰切除術の切開ライン
内側切開線　外側切開線

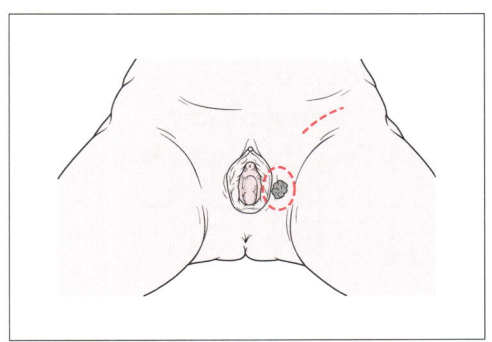

図4 根治的外陰部分切除術と鼠径リンパ節郭清の切開ライン

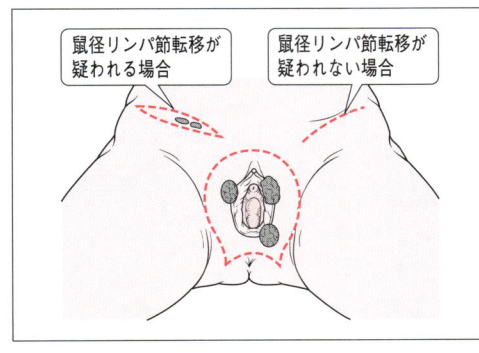

a：分割切開法（separate incision）

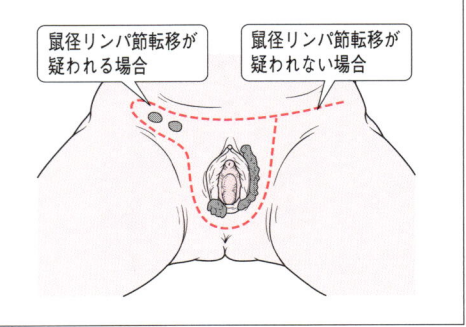

b：一括切開法（en bloc incision）

図5 広汎外陰切除術の切開ライン

⑦ **再建術（reconstructive surgery）**

広汎外陰切除術による外陰部の欠損の状況により，縫縮術，植皮術および皮弁手術などを行う。

⑧ **鼠径リンパ節郭清（inguinal lymphadenectomy）**

大腿筋膜（fascia lata）は大腿三角部において篩状筋膜（cribriform fascia）と呼ばれ，これより浅いリンパ節を浅鼠径リンパ節，深いリンパ節を深鼠径リンパ節という。大腿静脈内側の最も頭側の鼠径靱帯に近いリンパ節はCloquet節（あるいはRosenmüller節）と呼ばれている。通常，これらの全てのリンパ節を郭清する。

⑨ **骨盤リンパ節郭清（pelvic lymphadenectomy）**

外陰癌手術においては一般に，鼠径リンパ節郭清の切開線を延長して，後腹膜経由で骨盤リンパ節を摘出する。

⑩ **センチネルリンパ節生検（sentinel lymph node biopsy）**

センチネルリンパ節とは「見張りリンパ節」とも呼ばれ，悪性細胞がリンパ管を通って最初に行き着くリンパ節である。このリンパ節に転移がなければそれ以上のリンパ節郭清を省略する。

⑪ **マッピング生検（mapping biopsy）**[16]

外陰パジェット病などの境界不明瞭な病巣の境界を推定するために行う。病巣周囲を放射状に8方向，あるいはあらかじめ設定した方向に1～3cmの部分を画一的に生検する方法である。

本ガイドラインでは，切除に関する用語を以下のように規定する。

・**切除マージン（図6：a）**

腫瘍辺縁部から外科的切除切開部までの距離をいう。

・**外科的切除断端（図6：b）**

外科的に切除した組織の断端部をいう。

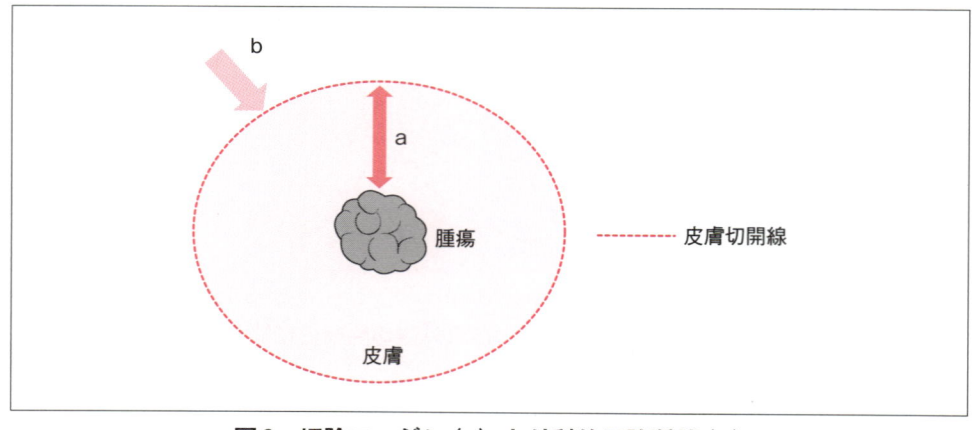

図6　切除マージン（a）と外科的切除断端（b）

2. 腟腫瘍（CQ11, CQ13）

① **レーザー蒸散術（laser vaporization）**
   腟上皮の蒸散を目的とする手術である。

② **部分腟壁切除術（partial vaginectomy）**
   腫瘍から十分な切除マージンを確保し，腟壁を部分的に切除する。

③ **全腟壁切除術（total vaginectomy）**
   全ての腟壁を切除する。

④ **広汎または準広汎子宮全摘出術＋腟摘出術＋骨盤リンパ節郭清（radical or modified radical hysterectomy ＋ vaginectomy ＋ pelvic lymphadenectomy）**
   腟壁を子宮とともに切除し，骨盤リンパ節郭清を行う。

⑤ **骨盤除臓術（pelvic exenteration）**
   腟と膀胱および直腸を含めた合併切除を行う。

Ⅳ 放射線治療 (CQ07, CQ10, CQ12, CQ15, CQ16)

1. 放射線治療の分類

①根治的放射線治療（curative radiation therapy, definitive radiation therapy）
　　手術を行わずに治癒を目的として原発巣およびリンパ節領域を臨床標的体積とする。

②同時化学放射線療法（concurrent chemoradiotherapy；CCRT）
　　治療時に化学療法を同時併用する。

③術前照射（preoperative irradiation）
　　局所進行癌に対し切除率の向上や縮小手術による隣接臓器機能温存を目的として，手術前に施行する。

④術後照射（postoperative irradiation）
　　根治的手術療法後，局所領域再発の危険性が高いと判断される場合に，再発予防を目的として施行する。

⑤緩和照射（palliative radiation therapy）
　　疼痛緩和など，症状の緩和を目的として行う。

2. 放射線治療の方法

①外部照射（external beam irradiation）
　　体外から高エネルギー放射線を照射する治療法。
　1）3次元原体照射（three-dimensional conformal radiation therapy；3D-CRT）
　　Computed tomography（CT）の3次元画像情報を用いた放射線治療計画に基づく外部照射法。
　2）強度変調放射線治療（intensity modulated radiation therapy；IMRT）
　　3D-CRTの進化形であり，逆方向治療計画に基づき，空間的，時間的に不均一な放射線強度をもつビームを多方向から照射することにより，病巣部に最適な線量分布を得る外部照射法。

②密封小線源治療（brachytherapy）
　　放射性同位元素を密封した小さな放射線源を病巣に近接させて照射する治療法。
　1）腔内照射（intracavitary irradiation）
　　子宮や腟にアプリケータを挿入し，腔内から照射する方法。
　2）組織内照射（interstitial irradiation）
　　腫瘍やその近傍の組織内にアプリケータを刺入して組織内から照射する方法。
　3）画像誘導密封小線源治療（image-guided brachytherapy；IGBT）
　　CTやmagnetic resonance imaging（MRI）の3次元画像情報を用いた放射線治療計画に基づく密封小線源治療。

Ⅴ 化学療法

外陰癌，腟癌，その他の外陰がん・腟がんにおいて化学療法のエビデンスは少なく，標準治療はないのが現状である。

【参考文献】

1) Hacker NF. Revised FIGO staging for carcinoma of the vulva. Int J Gynaecol Obstet 2009；105：105-106（レベルⅣ）
2) 齋藤俊章．婦人科がん最新の研究動向—外陰癌の新しいFIGO進行期分類．日本臨牀 2012；70：677-682（レベルⅣ）
3) Pecorelli S. Revised FIGO staging for carcinoma of the vulva, cervix, and endometrium. Int J Gynaecol Obstet 2009；105：103-104（規約）
4) 小西郁生，青木大輔．卵巣癌・卵管癌・腹膜癌手術進行期分類の改訂および外陰癌，腟癌，子宮肉腫，子宮腺肉腫手術進行期分類の採用について．日産婦誌 2014；66：2736-2741（規約）
5) Hacker NF, Eifel PJ, van der Velden J. Cancer of the vulva. Int J Gynaecol Obstet 2012；119（Suppl 2）：S90-96（レベルⅣ）
6) Holschneider CH, Berek JS. Vulvar Cancer. In：Berek & Novak's Gynecology. 14 th ed. Lippincott Williams & Wilkins, Philadelphia, 2007. pp1549-1580（レベルⅢ）
7) Schilder JM, Stehman FB. Invasive Cancer of the vulva. In：DiSaia PJ, Creasman WT, eds. Clinical Gynecologic Oncology 8th ed. Elsevier Saunders, Philadelphia, 2012. pp219-244（レベルⅣ）
8) 日本癌治療学会編．日本癌治療学会リンパ節規約．金原出版，東京，2002（規約）
9) Sobin L, Gospodarowicz M, Wittekind C. TNM Classification of malignant tumors. 7th ed. Wiley-Blackwell, Hoboken, 2010. pp197-201（規約）
10) Hacker NF, Eifel PJ, van der Velden J. Cancer of the vagina. Int J Gynaecol Obstet 2012；119（Suppl 2）：S97-99（レベルⅣ）
11) FIGO Committee on Gynecologic Oncology. Current FIGO staging for cancer of the vagina, fallopian tube, ovary, and gestational trophoblastic neoplasia. Int J Gynaecol Obstet 2009；105：3-4（規約）
12) 岩坂 剛．外陰・腟の悪性腫瘍．工藤隆一．新女性医学大系38．武谷雄二ほか編，中山書店，東京，1998（レベルⅣ）
13) Bidus MA, Elkas JC. Cervical and Vaginal Cancer. In：Berek & Novak's Gynecology. 14 th ed. Lippincott Williams & Wilkins, Philadelphia, 2007. pp1444-1456（レベルⅢ）
14) Sobin L, Gospodarowicz M, Wittekind C. TNM Classification of malignant tumors. 7th ed. Wiley-Blackwell, Hoboken, 2010. pp202-205（規約）
15) Tasseron EW, van der Esch EP, Hart AA, Brutel de la Rivière G, Aartsen EJ. A clinicopathological study of 30 melanomas of the vulva. Gynecol Oncol 1992；46：170-175（レベルⅢ）
16) 日本皮膚悪性腫瘍学会編．皮膚悪性腫瘍取扱い規約（第2版）．金原出版，東京，2010（規約）

第1章 ガイドライン総説

Ⅰ 作成の目的

　　本ガイドラインでは，本邦で行われる外陰がんと腟がんの治療において，より良い方法を選択するための一つの基準を示し，現在までに集積しているそれらの根拠を記している。ただし，本書に記載されていない治療法が行われることを制限するものではない。
　　主な目的は以下に述べる通りである。

1. 外陰がん・腟がんの現時点での適正と考えられる治療法を示す。
2. これらの治療レベルの施設間差を少なくする。
3. これらの治療の安全性の向上と予後の改善を図る。
4. 適正な治療を行うことによって，患者の心身の負担，そして経済的負担を軽減する。
5. 患者と医療従事者の相互理解に役立てる。

　　本ガイドラインには，上皮性腫瘍である外陰癌，腟癌，外陰パジェット病以外にも，悪性黒色腫が含まれていることから，これら全てを包含して「外陰がん・腟がん」の用語を用い，本書の名称を『外陰がん・腟がん治療ガイドライン』としている。

Ⅱ 利用の対象者

　　本ガイドラインは，外陰がん・腟がんの診療に携わる医師を対象とする。

Ⅲ 取り扱う疾患

　　取り扱う疾患は，外陰癌・腟癌である。その他の外陰がん・腟がんとして悪性黒色腫，外陰パジェット病も含まれる。

Ⅳ 作成の基本方針

　　本ガイドラインの作成にあたり，日本婦人科腫瘍学会が設置する「ガイドライン委員会」の中に「外陰がん・腟がん治療ガイドライン作成委員会」と「同評価委員会」を独立して設け，両者の十分な検討を経て原案を作成した。その後，日本産科婦人科学会，日本産婦人科医会，婦人科悪性腫瘍研究機構（JGOG），日本放射線腫瘍学会，日本病理学会，日本皮膚科学会，日本形成外科学会，日本癌治療学会などの関係する諸学会や諸団体の意見を取り入れて最終案をまとめ，本学会会員に公開しコンセンサスを得た後，学会の承認を経て発刊に至った。
　　本ガイドラインに採用したエビデンスの多くは欧米ならびに本邦における臨床試験か

ら得られた内容である．しかし，欧米と本邦との様々な背景の違いから，欧米におけるエビデンスの中には本邦で受け入れ難いものもある．逆に，本邦で一般に行われている治療内容が欧米のものとは異なることもある．このような事例では，国内における現時点でのコンセンサスを優先させている内容もある．

さらに，以下の項目を作成方針の原則としている．

1. 診療ガイドラインの作成のために用いられる国際的な標準的方法である「科学的根拠に基づく医療 Evidence-based Medicine」の手順に則って作成する．
2. 2013年12月までに国内外で報告された文献やデータを渉猟し，エビデンスとして収集・集積する．ただし2013年12月以後，本ガイドライン作成中に報告された文献・データについても，必要と認められるものはエビデンスとして採用している．
3. 個々のエビデンスの質の評価は，日本癌治療学会が提示している「抗がん剤適正使用のガイドライン」[1,2]に基づくが，一部は本ガイドラインに則した内容に改変している（表1）．
4. ガイドラインで示す推奨の基準は，同じく「抗がん剤適正使用のガイドライン」[1,2]

表1　エビデンスの質評価基準（レベル）

レベルI	複数のランダム化比較試験のメタアナリシス
レベルII	ランダム化比較試験，またはよくデザインされた非ランダム化比較試験
レベルIII	よくデザインされた準実験的研究，または比較研究，相関研究，症例比較研究など，よくデザインされた非実験的記述研究
レベルIV	専門委員会の報告や意見，または権威者の臨床経験

表2　推奨の基準（グレード）

グレードA	行うよう強く奨められる 有効性を示すレベルIのエビデンスが原則として少なくとも1つある
グレードB	行うよう奨められる 有効性を示すレベルIIのエビデンスが原則として少なくとも1つある
グレードC1	行うことを考慮してもよいが，未だ科学的根拠が十分ではない （あるいは，十分な科学的根拠はないが，有効性を期待できる可能性がある） 有効性を示すレベルIIIのエビデンスが複数あり，結果が概ね一貫している
グレードC2	十分な科学的根拠がなく，日常診療での実践は奨められない
グレードD	行うよう奨められない 有用性/有効性は示されず，かえって有害である可能性がある

注）エビデンスの有無とは別に，一般的な常識レベルでの判断で推奨グレードAをつけることもある．
　　稀な疾患でエビデンスが極めて少ないために，ガイドライン作成委員会の判断で推奨グレードを決定していることもある．

5. 各項目は，CQ（clinical question：臨床的疑問）と 推奨，そして，その【目的】と【解説】からなる。また，推奨に至るまでにさらなる詳細な解説が必要と判断された場合には，付記とし説明を加えている。
6. ガイドラインに示された内容の根拠となっている文献を各項目の最後に【参考文献】として収録している。
7. 世界的に評価・推奨された治療法の中には，本邦の医療保険制度の下では適用上問題が生じるものがある。この点に関して，本ガイドラインでは，先の「抗がん剤適正使用のガイドライン」[1,2]の中に付記として示されている以下の内容に原則的に従っている。

    ①本ガイドラインを利用する医師は「保険医」であるとの自覚に基づき，実地医療での抗がん剤使用は承認条件にある適応疾患を尊重する。
    ②ガイドラインと抗がん剤の承認条件にある適応疾患との相違は，実地医療においては当該患者の状況に応じて医師の裁量で対応する。
    ③抗がん剤の単剤使用の場合は，本邦の薬事法による承認条件を満足する投与量や投与方法で施行する。
    ④抗がん剤の併用療法の場合は，個々の抗がん剤の投与量や投与方法について本邦の薬事法による承認条件の範囲内で施行する。

（冒頭）にある推奨の基準を基本とし，「Minds診療ガイドライン作成の手引き2007」[3]を参考にし，本ガイドラインに則した内容に一部を改変している（**表2**）。

Ⅴ 情報の公開

広く利用されるために，本ガイドラインの内容は小冊子として出版し，さらに本学会のホームページにも公開する。

Ⅵ 治療に対する責任

記述の全ての内容に対する責任は日本婦人科腫瘍学会が負う。しかし，個々の治療において本ガイドラインにあるそれぞれの内容を用いる最終判断はその利用者が行うべきものである。すなわち，治療の結果に対する責任は直接の治療担当者に帰属すべきものと考えられる。

Ⅶ 改訂のステップ

1. 医学の進歩と医療の変化に伴い，本ガイドラインの改訂作業を「外陰がん・腟がん治療ガイドライン作成委員会」において継続して行う。
2. 2015年版である本ガイドラインの作成後に新たに報告されたエビデンスを収集・集積し，データベースとして保存する。
3. 本ガイドラインの使用にあたり臨床上の不都合が生じた案件について，関連する情報を収集する。
4. 新たなエビデンスや情報を基に改訂作業を作成委員会と評価委員会で行い，関連

する学会や団体の意見を十分に取り入れ，本学会会員に広く公開し，意見を求める。
5. 以上の過程を経て，「外陰がん・腟がん治療ガイドライン作成委員会」は最終改訂案をまとめ，本学会の承認を経て改訂する。

Ⅷ 作成費用

本ガイドラインの作成費用は，公益社団法人 日本婦人科腫瘍学会の資金により賄われ，費用の一部は厚生労働科学研究費補助金がん対策推進総合研究事業（平成26年度）「がん診療ガイドライン普及促進とその効果に関する研究及び同ガイドライン事業の在り方に関する研究」（研究代表者：平田公一）の支援を受けている。その作成費用はガイドラインの内容に一切の影響を及ぼしていない。

Ⅸ 利益相反

日本婦人科腫瘍学会利益相反委員会は，本ガイドラインの作成ならびに評価を担当した委員，およびそれに関連する者（配偶者，一親等内の親族，または収入・資産を共有する者）の利益相反の状況を「がん臨床研究の利益相反に関する指針 http://www.jsgo.or.jp/topics/index01.html（日本婦人科腫瘍学会作成）」に沿って確認した。その結果，一部の委員について企業間との研究・講演活動等を通じた利益相反は存在していたが，本ガイドラインの推奨内容は，科学的根拠に基づくものであり，特定の団体や製品・技術との利害関係により影響を受けたものではない。

【参考文献】

1) 有吉 寛．抗がん剤適正使用ガイドライン（案）：厚生省（現厚生労働省）委託事業における「抗がん剤適正使用のガイドライン」（案）の開示に際して．癌と化学療法 2002；29：969-977
2) 落合和徳，岡本愛光，勝俣範之．抗がん剤適正使用ガイドライン（案）：婦人科癌．癌と化学療法 2002；29：1047-1054
3) 福井次矢，吉田雅博，山口直人編．Minds診療ガイドライン作成の手引き2007．医学書院，東京，2007：16

第2章 ■ 外陰癌

総説

　外陰癌の根治的治療は，原発の外陰部病巣と所属リンパ節である鼠径リンパ節の両者を考慮しなければならない。現在の治療は外科手術が第一選択であり，本邦においても放射線治療から手術療法の選択へと変遷してきた歴史がある[1,2]。FIGO進行期分類もリンパ節転移の詳細な病理組織学的所見を含む手術進行期分類となっている。しかし，高齢者に多い疾患であり，手術に伴う合併症・後遺症の率も高いことから，放射線治療が選択されることも少なくない。術後に再発高リスク因子を有する症例に対しては術後補助放射線治療が行われる。また子宮頸癌と同様に同時化学放射線療法（concurrent chemoradiotherapy；CCRT）が試みられており，進行例や再発例に対しては多剤併用化学療法も行われる（**CQ08, CQ10**）。近年，治療の個別化と縮小化が唱えられ世界的にその方向に進んでいるが，それ故に混沌としている部分もあり，方針の決定に関する一定の指針が必要となっている。

病理組織型

　外陰に発生する上皮性腫瘍のほとんどが扁平上皮由来であり，非浸潤性の外陰上皮内腫瘍（vulvar intraepithelial neoplasia；VIN）と間質浸潤を示す扁平上皮癌に分けられる。VINの52〜100％の症例でヒトパピローマウイルス（human papillomavirus；HPV）が検出される[3]。従来，VINは基底細胞型異型細胞の増殖が基底層からどの程度拡がっているかによってVIN 1〜VIN 3の3段階に分類されていたが，2004年のInternational Society for the Study of Vulvovaginal Disease（ISSVD）分類では，HPV感染による通常型VIN（usual VIN；uVIN）とHPV感染によらない分化型VIN（differentiated VIN；dVIN）に分けられた[4]。2014年に発行されたWHO分類（第4版）でも同様にVINはHPVとの関連で2つに分けられ，HPVに関連のないものはdVIN，関連があるものは扁平上皮内病変（squamous intraepithelial lesion；SIL）とされた。SILという用語が採用された背景には，HPVによる上皮の形態変化の全てが腫瘍性病変とは限らないという理解があり，これは子宮頸部の細胞診で用いられるSILと同じ概念である。SILはさらに，HPV感染に伴う細胞形態変化と考えられるlow grade SIL（LSIL）と発癌リスクのあるhigh grade SIL（HSIL）に分けられる。LSIL，HSILはそれぞれ，HPVに関連するVIN 1とVIN 2,3に概ね相当する[5]（**27頁参照**）。HPV感染により起こるBowen様丘疹症（bowenoid papulosis）は外陰に多発する黒色丘疹で，若年発症では自然消退することが多いという臨床的特徴があるが，組織像についてはuVINあるいはHSILと同じであるため組織学的診断名としては用いられない。これらの病変の悪性

変化の可能性に関しては古くから注目されており，VINの診断とその管理は重要である（**CQ01**）。

　扁平上皮癌は角化型，非角化型，類基底細胞型，湿疣型，疣状型に分類される。若い女性にみられる外陰扁平上皮癌はHPV感染によるものの頻度が高く，組織像としては類基底細胞型，湿疣型の形態を取ることが多い一方，高齢女性にみられる外陰扁平上皮癌はHPV感染によるものの頻度が低く，角化型，非角化型であることが多い[6]。疣状型は，極めてよく分化した扁平上皮が疣状隆起を形成しつつ圧排性に浸潤する癌である。細胞異型に乏しいため，表層のみの生検では確定診断が困難なことがある。

手術療法

　外陰癌の治療は英国や米国における広汎外陰切除術（radical vulvectomy）および系統的リンパ節郭清（両側鼠径リンパ節郭清，骨盤リンパ節郭清）の確立により，5年生存率は60〜70％と改善した[7-9]。この広汎外陰切除術とこれに連続した皮膚切開による両側鼠径リンパ節郭清（*en bloc*方式）は，外陰癌手術に必要な解剖や手技を理解する上で重要であるとともに，後の術式の変遷において基本となる術式でもある（**CQ02**）。近年，術後のQOLを重要視し，この広汎外陰切除術の外陰病巣およびリンパ節それぞれに対する術式を個別化，縮小化する方向で改善が行われてきた[10,11]（**CQ03, CQ05**）。鼠径リンパ節転移および予後に関するリスク因子などの詳細な病理組織学的検討の成果が，手術療法の縮小化と個別化の理論的根拠となっている[12-15]。また，縮小化の妥当性は早期外陰癌の手術療法に関する厳密なレビューによっても確認されている[16]。鼠径リンパ節の郭清については，浅鼠径リンパ節郭清のみに縮小する動きもあったが，前方視的臨床研究の結果や近年のセンチネルリンパ節に関する研究から，深部までの郭清が妥当と考えられている[16]（**CQ05**）。

　婦人科領域で最も早くセンチネルリンパ節の同定とその治療への応用がなされてきたのが外陰癌である[17]（**CQ06**）。既に多数例を対象とした前方視的研究の報告やこの技術に関するレビューも行われている[18-21]。これらの結果からは，センチネルリンパ節に転移がない場合の完全郭清の省略により明らかに術後の合併症や後遺症の軽減が認められ，術後のQOL向上に役立つことが指摘されている。問題は転移の見逃しを最小化する安全性の担保であるが，対象を臨床的転移陰性で外陰に限局した孤在性腫瘍に限定することで再発率も低いことが確認されている。加えて，この手技を行うには十分な数の修練を積んだ執刀者やチームでの対応が必要であることも強調されている[19-21]。

　周辺臓器に進展した進行外陰癌に対する多臓器合併切除術は，古くよりその有用性を示す報告が認められる[22]。病変が腟から膀胱あるいは肛門・直腸に及んでいる進行外陰癌が対象となるが，病変の拡がりにより，前方，後方あるいは全骨盤除臓術（pelvic exenteration）を選択する。切除が広範囲であるため，種々の再建術を併用する必要がある。この手術はQOLの低下や合併症の頻度の高さが問題であり，近年では放射線治

療や化学療法を先行した縮小手術の報告やレビューもなされ，その有用性が報告されている[23]（**CQ04**）。

外陰の手術によるその欠損部が大きいときは，再建術を併用することが有用である。形成外科的再建術を積極的に取り入れることにより，術後の合併症の軽減，QOLの向上，整容的な創部の改善が得られるようになった。再建術の方法も多種多様となり，切除創部に合わせて再建の個別化が行われるため，術前に十分な吟味が必要である[24]。

外陰癌は高齢者が多いこともあり手術の合併症の頻度が高い。術後管理と合併症，特に創部感染や術創の離開とその管理についても習熟しておくことが必要である。

放射線治療

外陰癌における放射線治療の主な役割は術後の補助療法である（**CQ07**）。GOG37で，臨床的にリンパ節転移が認められるか固着あるいは潰瘍を伴う鼠径リンパ節転移がある場合，または病理組織学的に2個以上のリンパ節転移が認められる場合の鼠径部および骨盤への術後照射の有効性が示され[25]，また後方視的研究により切除断端近接・陽性例における外陰部原発巣に対する術後照射の有効性が報告されている[26]。

高齢者が多い外陰癌では，内科的合併症のため手術適応とされない例も多い。高度な局所進展のため切除不能と判断される場合と併せ，根治的放射線治療の適応となる（**CQ07**）。局所制御が治療成績向上に重要な意味をもつ外陰癌では，根治的放射線治療成績を検討したほとんどの報告で増感効果を期待したCCRTが行われている。薬剤はプラチナ製剤単剤が用いられる傾向にあり，骨髄抑制の増強が認められるものの，ほとんどの症例で治療を完遂することが可能であり，晩期放射線有害事象も許容範囲とされている[27-29]。

局所進行外陰癌に対する術前照射の試みもある（**CQ07**）。Ⅱ～ⅣA期または局所再発例を対象とし術前照射の有効性を検討した4つの第Ⅱ相試験では，27～64％で臨床的完全寛解が得られ，手術例の31～70％で病理組織学的完全寛解が得られている[27,30-32]。隣接臓器の機能温存を目指した集学的治療の有効性を示した結果ではあるが，治療法が一定しておらず，手術適応の判断基準が示されていないなどの問題点がある。現時点では局所進行外陰癌に対する術前照射の適応を支持する明確なエビデンスはなく，臓器機能温存を図りたい場合もその適応は慎重に判断する必要がある。

放射線治療は，X線と電子線を組み合わせた3次元原体照射（three-dimensional conformal radiation therapy；3D-CRT）が一般的であるが，外陰部〜鼠径部・骨盤リンパ節領域に及ぶ標的へ照射する必要がある外陰癌では，強度変調放射線治療（intensity modulated radiation therapy；IMRT）が有用である。

化学療法

外陰癌に対する化学療法の報告は近年増えているが，第Ⅱ相試験までの研究であり，

標準治療は確立されていない（**CQ08, CQ10**）。化学療法が選択される場合として，術前化学療法，CCRT，術後補助化学療法，進行・再発癌に対する化学療法などがある。

【参考文献】

1) 須川 佶，橋本正淑，鈴木雅洲，栗原操寿，笠松達弘，高見沢裕吉，他．本邦における外陰癌の発症ならびに治療の現況．日産婦誌 1980；32：177-186（レベルⅢ）
2) 杉森 甫，工藤隆一．本邦における外陰癌の臨床統計調査報告．日産婦誌 1995；47：685-693（レベルⅢ）
3) Del Pino M, Rodriguez-Carunchio L, Ordi J. Pathways of vulvar intraepithelial neoplasia and squamous cell carcinoma. Histopathology 2013；62：161-175（レベルⅢ）
4) Sideri M, Jones RW, Wilkinson EJ, Preti M, Heller DS, Scurry J, et al. Squamous vulvar intraepithelial neoplasia：2004 modified terminology, ISSVD Vulvar Oncology Subcommittee. J Reprod Med 2005；50：807-810（ガイドライン）
5) Crum CP, McCluggage WG, Herrington CS, et al. Epithelial tumours. Chapter 9 Tumours of the Vulva. World Health Organization Classification of Tumours of Female Reproductive Organs. Kurman RJ, Carcangiu ML, Herrington CS, Young RH, eds. IARC, Lyon, 2014（規約）
6) Kurman RJ, Toki T, Schiffman MH. Basaloid and warty carcinomas of the vulva. Distinctive types of squamous cell carcinoma frequently associated with human papillomaviruses. Am J Surg Pathol 1993；17：133-145（レベルⅢ）
7) Taussig FJ. Cancer of the vulva：an Analysis of 155 cases. Am J Obstet Gynecol 1940；40：764-779（レベルⅢ）
8) Way S. Carcinoma of the vulva. Am J Obstet Gynecol 1960；79：692-697（レベルⅢ）
9) Iversen T, Aalders JG, Christensen A, Kolstad P. Squamous cell carcinoma of the vulva：a review of 424 patients, 1956-1974. Gynecol Oncol 1980；9：271-279（レベルⅢ）
10) Ghurani GB, Penalver MA. An update on vulvar cancer. Am J Obstet Gynecol 2001；185：294-299（レベルⅣ）
11) Saito T, Kato K. Management of lymph nodes in the treatment of vulvar cancer. Int J Clin Oncol 2007；12：187-191（レベルⅣ）
12) Homesley HD, Bundy BN, Sedlis A, Yordan E, Berek JS, Jahshan A, et al. Prognostic factors for groin node metastasis in squamous cell carcinoma of the vulva（a Gyncologic Oncology Group Study）. Gynecol Oncol 1993；49：279-283（レベルⅢ）
13) Hopkins MP, Reid GC, Vettrano I, Morley GW. Squamous cell carcinoma of the vulva：prognostic factors influencing survival. Gynecol Oncol 1991；43：113-117（レベルⅢ）
14) Paladini D, Cross P, Lopes A, Monaghan JM. Prognostic significance of lymph node variables in squamous cell carcinoma of the vulva. Cancer 1994；74：2491-2496（レベルⅢ）
15) Andrews SJ, Williams BT, DePriest PD, Gallion HH, Hunter JE, Buckley SL, et al. Therapeutic implications of lymph nodal spread in lateral T1 and T2 squamous cell carcinoma of the vulva. Gynecol Oncol 1994；55：41-46（レベルⅢ）
16) Ansink A, van der Velden J. Surgical interventions for early squamous cell carcinoma of the vulva. Cochrane Database Syst Rev 2000；（2）：CD002036（レベルⅠ）
17) Levenback C, Burke TW, Morris M, Malpica A, Lucas KR, Gershenson DM. Potential applications of intraoperative lymphatic mapping in vulvar cancer. Gynecol Oncol 1995；59：216-220（レベルⅢ）
18) Hampl M, Hantschmann P, Michels W, Hillemanns P；German Multicenter Study Group. Validation of the accuracy of the sentinel lymph node procedure in patients with vulvar cancer：results of a multicenter study in Germany. Gynecol Oncol 2008；111：282-288（レベルⅢ）
19) Van der Zee AG, Oonk MH, De Hullu JA, Ansink AC, Vergote I, Verheijen RH, et al. Sentinel node dissection is safe in the treatment of early-stage vulvar cancer. J Clin Oncol 2008；26：884-889（レベルⅡ）
20) Zivanovic O, Khoury-Collado F, Abu-Rustum NR, Gemignani ML. Sentinel lymph node biopsy in the management of vulvar carcinoma, cervical cancer, and endometrial cancer. Oncologist

2009 ; 14 : 695-705（レベルⅢ）
21) Robison K, Holman LL, Moore RG. Update on sentinel lymph node evaluation in gynecologic malignancies. Curr Opin Obstet Gynecol 2011 ; 23 : 8-12（レベルⅣ）
22) Forner DM, Lampe B. Exenteration in the treatment of Stage Ⅲ/Ⅳ vulvar cancer. Gynecol Oncol 2012 ; 124 : 87-91（レベルⅢ）
23) van Doorn HC, Ansink A, Verhaar-Langereis M, Stalpers L. Neoadjuvant chemoradiation for advanced primary vulvar cancer. Cochrane Database Syst Rev 2006 ; (3) : CD003752（レベルⅢ）
24) Höckel M, Dornhöfer N. Vulvovaginal reconstruction for neoplastic disease. Lancet Oncol 2008 ; 9 : 559-568（レベルⅣ）
25) Homesley HD, Bundy BN, Sedlis A, Adcock L. Radiation therapy versus pelvic node resection for carcinoma of the vulva with positive groin nodes. Obstet Gynecol 1986 ; 68 : 733-740（レベルⅡ）
26) Faul CM, Mirmow D, Huang Q, Gerszten K, Day R, Jones MW. Adjuvant radiation for vulvar carcinoma : improved local control. Int J Radiat Oncol Biol Phys 1997 ; 38 : 381-389（レベルⅢ）
27) Moore DH, Ali S, Koh WJ, Michael H, Barnes MN, McCourt CK, et al. A phase Ⅱ trial of radiation therapy and weekly cisplatin chemotherapy for the treatment of locally-advanced squamous cell carcinoma of the vulva : a Gynecologic Oncology Group study. Gynecol Oncol 2012 ; 124 : 529-533（レベルⅢ）
28) Mak RH, Halasz LM, Tanaka CK, Ancukiewicz M, Schultz DJ, Russell AH, et al. Outcomes after radiation therapy with concurrent weekly platinum-based chemotherapy or every-3-4-week 5-fluorouracil-containing regimens for squamous cell carcinoma of the vulva. Gynecol Oncol 2011 ; 120 : 101-107（レベルⅢ）
29) Beriwal S, Shukla G, Shinde A, Heron DE, Kelley JL, Edwards RP, et al. Preoperative intensity modulated radiation therapy and chemotherapy for locally advanced vulvar carcinoma : analysis of pattern of relapse. Int J Radiat Oncol Biol Phys 2013 ; 85 : 1269-1274（レベルⅢ）
30) Landoni F, Maneo A, Zanetta G, Colombo A, Nava S, Placa F, et al. Concurrent preoperative chemotherapy with 5-fluorouracil and mitomycin C and radiotherapy (FUMIR) followed by limited surgery in locally advanced and recurrent vulvar carcinoma. Gynecol Oncol 1996 ; 61 : 321-327（レベルⅢ）
31) Montana GS, Thomas GM, Moore DH, Saxer A, Mangan CE, Lentz SS, et al. Preoperative chemo-radiation for carcinoma of the vulva with N2／N3 nodes : a Gynecologic Oncology Group study. Int J Radiat Oncol Biol Phys 2000 ; 48 : 1007-1013（レベルⅢ）
32) Moore DH, Thomas GM, Montana GS, Saxer A, Gallup DG, Olt G. Preoperative chemoradiation for advanced vulvar cancer : a phase Ⅱ study of the Gynecologic Oncology Group. Int J Radiat Oncol Biol Phys 1998 ; 42 : 79-85（レベルⅢ）

CQ 01

外陰上皮内腫瘍（VIN）に対して推奨される治療は？

推奨

① LSILに対しては経過観察を行う（グレードA）。
② HSILまたは分化型VIN（dVIN）では，個々の症例に応じ，局所切除術（wide local excision）あるいは単純外陰切除術（simple vulvectomy），またはレーザー蒸散術（laser vaporization）が考慮され，両者が併用されることもある（グレードC1）。

☞フローチャート1参照

【目的】

VINに対する治療法について検討する。

【解説】

　VINに関しては，これまでWHO分類2003年（第3版）のVIN1～VIN3の3段階の分類に従って，数多くの報告がされてきている。しかし，新しいWHO分類2014年（第4版）では，総説の「病理組織型」（38頁参照）に示されるようにVINは，HPV感染の関与するLSILとHSIL，HPV感染の関与しない分化型VIN（dVIN）の3つに分類されるようになってきている（27頁参照）。LSILは旧WHO分類のVIN1に，HSILは同じくVIN2またはVIN3に相応する。LSILとHSILは比較的若年者に発症し，近年増加しているVINの多くを占め，LSILの多くは自然消退する一方，HSILの6％が扁平上皮癌へと進展することが示されている[1,2]。また，10歳代後半から20歳代に多くみられるBowen様丘疹症（bowenoid papulosis）では，病理組織学的にはHSILの形態を示すが，無治療で自然消退をきたすことが少なくない[3-7]。一方，硬化性苔癬や扁平苔癬と関連するdVINは旧WHO分類においても記載されている単純型外陰上皮内腫瘍（simplex VIN）に相応するが，この用語は必ずしも広く使用されておらず，VIN1～VIN3として分類されていることもある。高齢者に多くみられ，臨床的には外陰白斑症を呈する。33％が扁平上皮癌へと進展することが指摘されており，LSILやHSILと比較して悪性度が高い[2,8]。LSIL，HSILとdVINは発生機序や悪性度が異なることから，それぞれに合わせた治療対応が望まれるが，ここではこれまで報告されている多くの論文に準じて旧WHO分類のVIN1～VIN3を参考としながら述べる。

　従来のVIN1の多くはLSILであり，腫瘍性病変としての意義が疑問視される。しかし，VIN1の病理組織学的定義においては，LSILとは異なる腫瘍性病変のdVINを低頻

度ながら含むために，これを除外する必要がある[9]。その上で，LSILに対しては侵襲を伴う治療を避けて経過観察とすることが望ましい。一方，腫瘍性病変であるHSILとdVINは治療対象とすべきである。過去の文献の系統的レビューでは，従来のVIN 3の無治療症例の9%が浸潤癌へ進展し，外科的切除症例の3%に潜在する浸潤癌がみられていることから[10]，拡大鏡下の生検による浸潤の除外が重要である[11]。臨床的にVIN 2とVIN 3を明確に区分する根拠はこれまで示されておらず，両者を併せたHSILにおいては同様の態度が肝要である[1,12]。HSILはHPV感染を起因とするため，外陰部の広範囲にわたり多巣性に病巣が出現するほか，子宮頸部，腟あるいは肛門周囲にも同時性あるいは異時性に重複する病巣が存在・出現することもあり，これらの部位を含めた注意深い診査が必要である。

　潰瘍性ないし不整な隆起性病変など臨床的に浸潤を疑う場合には，生検の結果がHSILもしくはdVINで浸潤部位が同定されない場合においても，積極的に局所切除術（wide local excision）または単純外陰切除術（simple vulvectomy）を施行し，摘出標本による病理組織学的検索が必要である。特に，dVINでは浸潤癌の合併あるいは進展が多くみられるため，外科的切除を第一に考慮する。しかし，外科的切除を選択する際には，外性器喪失に伴う精神的苦痛，あるいは解剖学的変化に伴う性交障害，尿線異常，外陰部違和感を含めたQOLに十分配慮したものでなければならない。術式においても，外陰部の深層に切除が及ばないようにした剥皮的な切除，あるいは，陰核に病巣が及んでいない場合には陰核温存を考慮する[13,14]。切除範囲が広い場合には，皮膚移植による外陰形成術を追加する[12]。

　視診，触診，拡大鏡ならびに生検によって総合的に浸潤を伴わないことが確認されたHSILあるいはdVINに対しては，外科的切除にかわり，CO_2レーザーを用いた蒸散術を選択することが可能である[15]。多巣性もしくは広範囲に及ぶ病巣に対しては，個々の症例に応じて，これらを外科的切除との組み合わせによって治療することも考慮される。なお，臨床的にBowen様丘疹症と判断される場合には，3〜30カ月の間（中央値9.5カ月）に自然消退をきたすことが報告[4]されており，厳重な経過観察のもと，病巣の消退がみられない場合に加療を行うべきである。

　薬物による局所保存療法では，以前には5-FU軟膏塗布が用いられていたが，最近では，LSILやHSILに対し，局所免疫を活性化させるイミキモド塗布による加療が施行されている[5,16-20]。ランダム化比較試験やメタアナリシスが行われ，ある一定の有効性が示されてきているものの，他の治療法と比較検討したランダム化比較試験が存在しないこと，症例数が少ないことより未だに十分なエビデンスが得られておらず，保険収載もされていないことから標準治療とはいえないのが現状である。現在，HPVに対する予防ワクチンはHSILの予防において有効性が期待されており，ワクチンの普及とともにVINの減少に期待がもたれる[21]。

　VINでは，切除マージンを十分に確保した外科的切除が再燃・再発を予防する上で重

要であるが，しばしば病巣は多巣性あるいは広範囲に及ぶことがあるため，治療完遂によるQOLの著明な低下をきたしかねない。したがって，個々の症例に応じた治療法の選択が必要であり，時に異なる手技の組み合わせ，繰り返す治療が必要とされる。再燃・再発の頻度は高く，外陰癌への移行もあることから，脱落のない経過観察が重要である[22]。

【参考文献】

1) Scurry J, Wilkinson EJ. Review of terminology of precursors of vulvar squamous cell carcinoma. J Low Genit Tract Dis 2006；10：161-169（レベルⅢ）
2) van de Nieuwenhof HP, Massuger LF, van der Avoort IA, Bekkers RL, Casparie M, Abma W, et al. Vulvar squamous cell carcinoma development after diagnosis of VIN increases with age. Eur J Cancer 2009；45：851-856（レベルⅢ）
3) Lijnen RL1, Blindeman LA. VIN Ⅲ（bowenoid type）and HPV infection. Br J Dermatol 1994；131：728-729（レベルⅢ）
4) Jones RW, Rowan DM. Spontaneous regression of vulvar intraepithelial neoplasia 2-3. Obstet Gynecol 2000；96：470-472（レベルⅢ）
5) Richter ON, Petrow W, Wardelmann E, Dorn C, Kupka M, Ulrich U. Bowenoid papulosis of the vulva-immunotherapeutical approach with topical imiquimod. Arch Gynecol Obstet 2003；268：333-336（レベルⅢ）
6) Lucker GP, Speel EJ, Creytens DH, van Geest AJ, Peeters JH, Claessen SM, et al. Differences in imiquimod treatment outcome in two patients with bowenoid papulosis containing either episomal or integrated human papillomavirus 16. J Invest Dermatol 2007；127：727-729（レベルⅢ）
7) McCluggage WG. Premalignant lesions of the lower female genital tract：cervix, vagina and vulva. Pathology 2013；45：214-228（レベルⅢ）
8) van de Nieuwenhof HP, Bulten J, Hollema H, Dommerholt RG, Massuger LF, van der Zee AG, et al. Differentiated vulvar intraepithelial neoplasia is often found in lesions, previously diagnosed as lichen sclerosus, which have progressed to vulvar squamous cell carcinoma. Mod Pathol 2011；24：297-305（レベルⅢ）
9) Poulsen H, Junge J, Vyberg M, Horn T, Lundvall F. Small vulvar squamous cell carcinomas and adjacent tissues. A morphologic study. APMIS 2003；111：835-842（レベルⅢ）
10) van Seters M, van Beurden M, de Craen AJ. Is the assumed natural history of vulvar intraepithelial neoplasia Ⅲ based on enough evidence? A systematic review of 3322 published patients. Gynecol Oncol 2005；97：645-651（レベルⅢ）
11) Polterauer S, Catharina Dressler A, Grimm C, Seebacher V, Tempfer C, Reinthaller A, et al. Accuracy of preoperative vulva biopsy and the outcome of surgery in vulvar intraepithelial neoplasia 2 and 3. Int J Gynecol Pathol 2009；28：559-562（レベルⅢ）
12) Sideri M, Jones RW, Wilkinson EJ, Preti M, Heller DS, Scurry J, et al. Squamous vulvar intraepithelial neoplasia：2004 modified terminology, ISSVD Vulvar Oncology Subcommittee. J Reprod Med 2005；50：807-810（レベルⅢ）
13) Hatch KD. A2. Vulval intraepithelial neoplasia（VIN）. Int J Gynecol Obstet 2006；94：S36-39（レベルⅢ）
14) Forner DM, Dakhil R, Lampe B. Can clitoris-conserving surgery for early vulvar cancer improve the outcome in terms of quality of life and sexual sensation? Eur J Obstet Gynecol Reprod Biol 2013；171：150-153（レベルⅢ）
15) Sideri M, Spinaci L, Spolti N, Schettino F. Evaluation of CO2 laser excision or vaporization for the treatment of vulvar intraepithelial neoplasia. Gynecol Oncol 1999；75：277-281（レベルⅢ）
16) Mathiesen O, Buus SK, Cramers M. Topical imiquimod can reverse vulvar intraepithelial neoplasia：a randomised, double-blinded study. Gynecol Oncol 2007；107：219-222（レベルⅡ）
17) van Seters M, van Beurden M, ten Kate FJ, Beckmann I, Ewing PC, Eijkemans MJ, et al. Treatment of vulvar intraepithelial neoplasia with topical imiquimod. N Engl J Med 2008；358：

1465-1473（レベルⅡ）
18) Iavazzo C, Pitsouni E, Athanasiou S, Falagas ME. Imiquimod for treatment of vulvar and vaginal intraepithelial neoplasia. Int J Gynaecol Obstet 2008；101：3-10（レベルⅢ）
19) Daayana S, Elkord E, Winters U, Pawlita M, Roden R, Stern PL, et al. Phase II trial of imiquimod and HPV therapeutic vaccination in patients with vulval intraepithelial neoplasia. Br J Cancer 2010；102：1129-1136（レベルⅢ）
20) Terlou A, van Seters M, Ewing PC, Aaronson NK, Gundy CM, Heijmans-Antonissen C, et al. Treatment of vulvar intraepithelial neoplasia with topical imiquimod：seven years median follow-up of a randomized clinical trial. Gynecol Oncol 2011；121：157-162（レベルⅢ）
21) Villa LL. HPV prophylactic vaccination：The first years and what to expect from now. Cancer Lett 2011；305：106-112（レベルⅢ）
22) Jones RW, Rowan DM, Stewart AW. Vulvar intraepithelial neoplasia：aspects of the natural history and outcome in 405 women. Obstet Gynecol 2005；106：1319-1326（レベルⅢ）

CQ 02

広汎外陰切除術の適応と術式は？

推奨

① 病巣が外陰や会陰に限局しており，腫瘍径が2cmをこえるか間質浸潤の深さが1mmをこえる症例には，広汎外陰切除術（radical vulvectomy）が奨められる（グレードB）。
② 分割切開法（separate incision）が奨められる（グレードB）。

☞フローチャート1参照

【目的】

外陰癌の根治的切除としての広汎外陰切除術（radical vulvectomy）の適応と術式について検討する。

【解説】

20世紀前半まで外陰癌（扁平上皮癌）の手術療法は進行例に対する外陰部切除のみの操作に限られていた。当時5年生存率は20〜25％とされていたが，外陰の皮膚と皮下組織および鼠径部のリンパ節を含む脂肪組織までを連続して摘出する一括切開法（en bloc incision）を行い，さらに骨盤のリンパ節郭清を行うことで生存率が60％以上まで向上し[1,2]，以後この広汎外陰切除術＋鼠径・骨盤リンパ節郭清が標準術式となった。しかしながら，部位の特殊性や，高齢者や合併症を有する症例が多いこともあり，手術による創部離開や感染などの重篤な術後合併症の頻度が高いことが問題となった[3]。そこで1980年代より，縮小手術による術後合併症の軽減が報告され，治療の個別化が主張されてきた（**CQ03**参照）。しかし，外陰癌の発生部位，病巣の個数，拡がりなどの多様性や，疾患の頻度が低いこともあり，症例の集積期間が20年以上にわたるような報告も多く，切開法についてのランダム化比較試験はない。縮小手術のエビデンスが明らかな外陰癌の状態は限定されている。また，全て旧FIGO分類（1988年）によるものであり，新分類に対応した報告は未だない。したがって，縮小手術の明らかな適応のない症例では広汎外陰切除術を適応すべきである。

広汎外陰切除術の術式の改良として，外陰腫瘍切除と鼠径リンパ節郭清を分割した創で行う分割切開法（separate incisionもしくはtriple incision）が1962年に報告された[4]。その後1980年代より恥骨上の皮膚（skin bridge）を残す方法が行われ，旧FIGO（1988年）Ⅰ〜Ⅳ期症例において同等の予後を示した上，創部合併症の頻度を大きく減らした[5-8]。特に，腫瘍径2cm以下，2cmをこえる病変でも外陰および会陰に限局した

例では，一括切開法と分割切開法の両者の条件を併せた32例ずつの症例対照研究において，全生存，無病生存率で両者は同等であったが，外陰部，鼠径部の創部離開率は後者に有意に低かった[9]。分割切開法は，一括切開法より明らかに手術侵襲を軽減する。一方，分割切開法は一括切開法より外陰鼠径間の皮膚再発（skin bridge recurrence）が多いが，再切除により生存予後は良好であった[10,11]。また，外陰鼠径間の皮膚再発は，肉眼的リンパ節転移がない例では1%以内である。一方，リンパ節再発の頻度は一括切開法の方が少ないが，生存予後における差は明らかでない。現在では，リンパ節再発や外陰鼠径間の皮膚再発の頻度を勘案しても，治療による障害が軽度である分割切開法が奨められる[12]。

　病巣が尿道口あるいは尿道下部に浸潤している場合，外尿道口より1cmまでであれば，尿道括約筋が温存され尿失禁の発生なく尿道切除可能とされている[13]。腟壁浸潤も下部1/3までであれば，外陰切除と同時に切除することは可能である。

【参考文献】

1) Taussig FJ. Cancer of the vulva：an analysis of 155 cases. Am J Obstet Gynecol 1940；40：764-769（レベルⅢ）
2) Way S. Carcinoma of the vulva. Am J Obstet Gynecol 1960；79：692-697（レベルⅢ）
3) Podratz KC, Symmonds RE, Taylor WF, Williams TJ. Carcinoma of the vulva：analysis of treatment and survival. Obstet Gynecol 1983；61：63-74（レベルⅢ）
4) Byron S, Lamb E, Yonemoto R, Kase S. Radical inguinal node dissection in the treatment of cancer. Surg Gynecol Obstet 1962, 114：401-408（レベルⅢ）
5) Hacker NF, Leuchter RS, Berek JS, Castaldo TW, Lagasse LD. Radical vulvectomy and bilateral inguinal lymphadenectomy through separate groin incisions. Obstet Gynaecol 1981；58：574-579（レベルⅢ）
6) Grimshaw RN, Murdoch JB, Monaghan JM. Radical vulvectomy and bilateral inguinal-femoral lymphadenectomy through separate incisions-experience with 100 cases. Int J Gynecol Cancer 1993；3：18-23（レベルⅢ）
7) Siller BS, Alvarez RD, Conner WD, McCullough CH, Kilgore LC, Partridge EE, et al. T2/3 vulva cancer：a case-control study of triple incision versus en bloc radical vulvectomy and inguinal lymphadenectomy. Gynecol Oncol 1995；57：335-339（レベルⅢ）
8) Leminen A, Forss M, Paavonen J. Wound complications in patients with carcinoma of the vulva. Comparison between radical and modified vulvectomies. Eur J Obstet Gynecol Reprod Biol 2000；93：193-197（レベルⅢ）
9) Helm CW, Hatch K, Austin JM, Partridge EE, Soong SJ, Elder JE, et al. A matched comparison of single and triple incision techniques for the surgical treatment of carcinoma of the vulva. Gynecol Oncol 1992；46：150-156（レベルⅢ）
10) De Hullu JA, Hollema H, Lolkema S, Boezen M, Boonstra H, Burger MP, et al. Vulvar carcinoma. The price of less radical surgery. Cancer 2002；95：2331-2338（レベルⅢ）
11) Burke TW, Stringer CA, Gershenson DM, Edwards CL, Morris M, Wharton JT. Radical wide excision and selective inguinal node dissection for squamous cell carcinoma of the vulva. Gynecol Oncol 1990；38：328-332（レベルⅢ）
12) de Hullu JA, van der Avoort IA, Oonk MH, van der Zee AG. Management of vuvlar cancers. Eur J Surg Oncol 2006；32：825-831（レベルⅢ）
13) de Mooij Y, Burger MP, Schilthuis MS, Buist M, van der Velden J. Partial urethral resection in the surgical treatment of vulvar cancer does not have a significant impact on urinary continence. A confirmation of an authority-based opinion. Int J Gynecol Cancer 2007；17：294-297（レベルⅢ）

CQ 03

縮小手術の適応は？

推奨

① 腫瘍径が2cm以下で間質浸潤の深さが1mm以下の症例は，病巣を中心とした局所切除術（wide local excision）のみでよい（グレードB）。

② 腫瘍径が2cm以下で間質浸潤の深さが1mmをこえる，あるいは腫瘍径が2cmをこえる例でも，外陰の側方，会陰に限局した孤在性病変で切除マージンが2cm確保できる症例では，根治的外陰部分切除術（radical local excision）が考慮される（グレードC1）。

☞フローチャート1参照

【目的】

早期の外陰癌で計画される縮小手術の方法と，その適応について検討する。

【解説】

早期の外陰癌では，腫瘍のサイズと浸潤の深さが鼠径リンパ節転移と関連している。腫瘍径が2cm以下で間質浸潤の深さが1mm以下であれば，局所切除術（wide local excision）が手術侵襲も軽度であり，適切な手術法で鼠径リンパ節郭清を省略できる[1-4]。

根治的外陰部分切除術（radical local excision）は，腫瘍径が2cm以下で間質浸潤の深さが1mmをこえる例，腫瘍径が2cmをこえる例でも外陰の側方，会陰に限局した孤在性の病変で，周辺の皮膚組織が正常である症例に対して考慮される。本術式は広汎外陰切除術（radical vulvectomy）施行例よりも術後合併症の頻度が明らかに低く，局所再発率は報告によってはやや高い傾向にもあるがほぼ同等であり，生存期間にも差がなかった[5-8]。単発の腫瘍で発生部位が側方（病変部が正中線より1cm以上離れていると定義される）もしくは会陰側であることが本術式の条件であり，腫瘍が正中や恥骨側にある場合，または左右両側に及ぶ場合，複数個の病巣を有する場合は，陰部両側の皮下リンパ組織を確実に切除するために広汎外陰切除術が行われる（**CQ02**参照）。

本術式では切除の深さは広汎外陰切除術と同様に行う。切除マージンは局所再発と深く関係しており，8mm以内であれば50％が再発し，病理組織学的に8mm～1cmあれば局所制御率が高い[9,10]。ただし，肉眼的に1cmの切除マージンがあっても固定後は50％の症例で病理組織学的切除マージンが8mm以下となり，十分に確保するには肉眼的に2cmの距離が必要である[11]。

【参考文献】

1) DiSaia PJ, Creasman WT, Rich WM. An alternate approach to early cancer of the vulva. Am J obstet Gynecol 1979；133：825-832（レベルⅢ）
2) Magrina JF, Gonzalez-Bosquet J, Weaver AL, Gaffey TA, Leslie KO, Webb MJ, et al. Squamous cell carcinoma of the vulva stage IA：long-term results. Gynecol Oncol 2000；76：24-27（レベルⅢ）
3) Berman ML, Soper JT, Creasman WT, Olt GT, DiSaia PJ. Conservative surgical management of superficially invasive stage I vulvar carcinoma. Gynecol Oncol 1989；35：352-357（レベルⅢ）
4) Kelley JL 3rd, Burke TW, Tornos C, Morris M, Gershenson DM, Silva EG, et al. Minimally invasive vulvar carcinoma：an indication for conservative surgical therapy. Gynecol Oncol 1992；44：240-244（レベルⅢ）
5) Burrell MO, Franklin EW 3rd, Campion MJ, Crozier MA, Stacy DW. The modified radical vulvectomy with groin dissection：an eight-year experience. Am J Obstet Gynecol 1988；159：715-722（レベルⅢ）
6) Farias-Eisner R, Cirisano FD, Grouse D, Leuchter RS, Karlan BY, Lagasse LD, et al. Conservative and individualized surgery for early squamous carcinoma of the vulva：the treatment of choice for stage Ⅰ and Ⅱ（T1-2N0-1M0）disease. Gynecol Oncol 1994；53：55-58（レベルⅢ）
7) Burke TW, Levenback C, Coleman RL, Morris M, Silva EG, Gershenson DM. Surgical therapy of T1 and T2 vulvar carcinoma：further experience with radical wide excision and selective inguinal lymphadenectomy. Gynecol Oncol 1995；57：215-220（レベルⅢ）
8) Arvas M, Köse F, Gezer A, Demirkiran F, Tulunay G, Kösebay D. Radical versus conservative surgery for vulvar carcinoma. Int J Gynaecol Obstet 2005；88：127-133（レベルⅢ）
9) Heaps JM, Fu YS, Montz FJ, Hacker NF, Berek JS. Surgical-pathologic variables predictive of local recurrence in squamous cell carcinoma of the vulva. Gynecol oncol 1990；38：309-314（レベルⅢ）
10) Chan JK, Sugiyama V, Pham H, Gu M, Rutgers J, Osann K, et al. Margin distance and other clinico-pathologic prognostic factors in vulvar carcinoma：a multivariate analysis. Gynecol Oncol 2007；104：636-641（レベルⅢ）
11) De Hullu JA, Hollema H, Lolkema S, Boezen M, Boonstra H, Burger MP, et al. Vulvar carcinoma. The price of less radical surgery. Cancer 2002；95：2331-2338（レベルⅢ）

CQ 04
周辺臓器に浸潤が及ぶ局所進行例に対して推奨される手術療法は？

推奨
① 明らかなリンパ節転移がなく，完全切除が予想される場合には，骨盤除臓術（pelvic exenteration）が考慮される（グレードC1）。
② 骨盤除臓術によるQOLの低下を回避するために，術前同時化学放射線療法（術前CCRT）あるいは術前化学療法も考慮する（グレードC1）。

☞フローチャート1参照

【目的】
周辺臓器に浸潤が及ぶ局所進行例に対する骨盤除臓術（pelvic exenteration）の有用性を検討する。

【解説】
尿道，膀胱，肛門，直腸などの周辺臓器に浸潤が及ぶ局所進行例には従来，骨盤除臓術も選択肢とされてきた。初回治療11例を含む骨盤除臓術が施行された19例の外陰扁平上皮癌の後方視的研究によれば，5年生存率は60％であり，初回治療例と再発例の全生存期間に差はなかったが，リンパ節転移の有無と全生存期間が有意に相関している[1]。初回治療9例を含む外陰癌Ⅲ・Ⅳ期症例（FIGO 1994）に骨盤除臓術を施行した27例の後方視的研究によれば，5年生存率は62％であった[2]。初回治療例と再発例の予後に差はなかったが（5年生存率，67％ vs. 59％），リンパ節転移陰性例は陽性例に比して有意に予後良好であり（5年生存率，83％ vs. 36％），また病理組織学的に確認された完全切除例は同様の非完全切除例に比して有意に予後良好であり（5年生存率，74％ vs. 21％），手術時リンパ節転移の有無および完全切除が最も重要な予後因子であった[2]。

骨盤除臓術によるQOLの低下を回避するため，近年，化学療法やCCRTを先行した縮小手術が試みられている。術前化学療法は，薬剤の選択などの問題点が残されてはいるものの骨盤除臓術を回避でき，予後に寄与する可能性が示されている（**CQ08**参照）。切除不能または骨盤除臓術を要する局所進行外陰扁平上皮癌に対するCCRTの後方視的研究では，初回治療の89％（16/18例）に臨床的完全奏効が得られている[3]。GOG101第Ⅱ相試験では，切除不能なリンパ節転移を有する外陰扁平上皮癌の初回治療でCCRTののち手術が施行され[4]，41％（15/37例）で病理組織学的に鼠径リンパ節陰性および53％（20/38例）で組織学的完全寛解が得られ，観察期間の中央値78カ月において32％（12/38例）が無病生存している。GOG 205第Ⅱ相試験では，切除不能な

局所進行外陰扁平上皮癌に対し，CCRTののちに手術または生検が施行され，85%（29/34例）に原発巣の病理組織学的完全奏効が得られ，観察期間の中央値24.8カ月で53%（31/58例）が無病生存した[5]。以上より，切除不能または骨盤除臓術を要する局所進行例に対してCCRTを先行させることにより，骨盤除臓術を回避して切除可能となり得るが，第Ⅲ相試験が存在しないので予後に対する効果は不明である。併用レジメンとして，シスプラチン単剤，5-FU＋シスプラチンなどが投与される。

【参考文献】

1) Hopkins MP, Morley GW. Pelvic exenteration for the treatment of vulvar cancer. Cancer 1992；70：2835-2838（レベルⅢ）
2) Forner DM, Lampe B. Exenteration in the treatment of stage Ⅲ/Ⅳ vulvar cancer. Gynecol Oncol 2012；124：87-91（レベルⅢ）
3) Russell AH, Mesic JB, Scudder SA, Rosenberg PJ, Smith LH, Kinney WK, et al. Synchronous radiation and cytotoxic chemotherapy for locally advanced or recurrent squamous cancer of the vulva. Gynecol Oncol 1992；47：14-20（レベルⅢ）
4) Montana GS, Thomas GM, Moore DH, Saxer A, Mangan CE, Lentz SS, et al. Preoperative chemo-radiation for carcinoma of the vulva with N2/N3 nodes：a Gynecologic Oncology Group study. Int J Radiat Oncol Biol Phys 2000；48：1007-1013（レベルⅢ）
5) Moore DH, Ali S, Koh WJ, Michael H, Barnes MN, McCourt CK, et al. A phase Ⅱ trial of radiation therapy and weekly cisplatin chemotherapy for the treatment of locally-advanced squamous cell carcinoma of the vulva：a Gynecologic Oncology Group study. Gynecol Oncol 2012；124：529-533（レベルⅢ）

CQ 05

リンパ節郭清の適応と範囲は？

推奨

① 腫瘍径が2cm以下で間質浸潤の深さが1mm以下の症例ではリンパ節郭清が省略できる（グレードB）。
② 上記以外の根治手術例でリンパ節転移の疑われない症例においても，少なくとも患側の浅鼠径・深鼠径リンパ節両者の郭清の施行が考慮される（グレードC1）。
③ 腫瘍径が2cm以下の片側病巣では患側のみのリンパ節郭清が考慮される（グレードC1）。
④ 広汎外陰切除術（radical vulvectomy）と鼠径リンパ節郭清が行われた鼠径リンパ節転移陽性例には，鼠径部および骨盤への術後放射線治療が奨められる（グレードB）。
⑤ 転移を疑う腫大した鼠径リンパ節を認め，摘出可能な場合には，少なくとも腫大リンパ節摘出による転移の組織学的検索が奨められる（グレードB）。

☞フローチャート1, 2参照

【目的】

外陰癌の所属リンパ節は浅鼠径・深鼠径リンパ節であるが，病態に応じたリンパ節郭清範囲の縮小が検討されてきた。リンパ節郭清の有用性と適切な範囲について検討する。

【解説】

外陰癌において鼠径リンパ節郭清をせずにリンパ節再発をきたした症例の予後は不良であり，また最も重要な予後因子であるリンパ節転移を除外するためにも，根治術時のリンパ節郭清については少なくとも一側の鼠径リンパ節郭清が必要と考えられている[1,2]。鼠径リンパ節転移の疑われない症例に対して鼠径部への放射線治療とリンパ節郭清（リンパ節転移陽性例には患側鼠径部および骨盤への術後照射）のランダム化比較試験（GOG88）では，放射線治療群では再発が多く（19% vs. 0%），無増悪生存期間，全生存期間ともリンパ節郭清群の方が優れており試験は途中打ち切りとなった。この試験からも，根治手術例におけるリンパ節郭清は，放射線治療との比較でも有用と考えられている[3]。

ただし，臨床進行期ⅠA期に相当する2cm以下の腫瘍径で1mm以下の浸潤例ではリ

ンパ節転移例は1%未満で，有効性はなく有害である可能性が高いためリンパ節郭清は奨められない[4]。浸潤の深さが1mmをこえても，脈管侵襲の有無や病変のある部位，組織学的分化度などを考慮しリンパ節郭清省略の対象とする報告もあり[5]，郭清省略の基準は検討の余地がある。

　腫瘍径1cm以下で浸潤が5mm以下の症例に対して浅鼠径リンパ節の郭清のみで治療し，再発を認めなかったという報告後[6]，初期の症例の中で浅鼠径リンパ節の郭清のみで加療可能な群についての検証がなされた。1mmをこえた浸潤のある外陰，会陰に限局した76例に対し浅鼠径リンパ節郭清のみで治療した結果，リンパ節転移陰性と診断したにもかかわらず同側のリンパ節に再発を認めたのは3例（4%）であり，浅鼠径リンパ節のみの郭清は有効な方法であるとされた[7]。しかし，GOG74による前方視的試験では，腫瘍径2cm以下で脈管侵襲がなくリンパ節腫大のない5mm以下の浸潤例に対し，浅鼠径リンパ節の郭清が行われた。過去の研究結果[2,5]と比較して生存率には差を認めなかったものの再発率が高く（16%），121例中6例は手術した側のリンパ節に再発を認めている[8]。その後の後方視的な検討により，深鼠径リンパ節まで郭清した場合と比較すると再発率は高いことが報告されている[9,10]。センチネルリンパ節の検討からも浅鼠径リンパ節が84%，深鼠径リンパ節が16%とされ，深鼠径リンパ節がセンチネルリンパ節となる症例の存在が指摘されており[11]，リンパ節郭清は深鼠径リンパ節まで行うべきである。

　両側鼠径リンパ節郭清が必要か否かについて，解剖学的検討からは両側性にリンパ流が観察されるのは会陰，陰核，恥骨側の小陰唇からであり[12]，後方視的な検討では2cm以下の片側病巣の対側へのリンパ節転移は0.5%未満とされている[4,13]。以上から，腫瘍径2cm以下で，正中に存在する陰核，尿道，腟，会陰体，肛門を侵さない（正中より1〜2cm以上離れた），リンパ節転移の疑われない症例では患側のみのリンパ節郭清が考慮される。患側にリンパ節転移があった場合には両側のリンパ節郭清が必要とする報告もみられるが[8]，腫瘍径2cmおよび浸潤5mmをこえてリンパ節転移を認めた症例でのみ対側転移の可能性があり，両側郭清を奨める報告もある[14]。また，正中病変全てに両側の鼠径リンパ節郭清が必要かということについても，センチネルリンパ節が片側にしか同定されなかった症例では対側に転移を認めなかったとする報告もあり[15]，浅鼠径・深鼠径リンパ節郭清の問題と同様に片側郭清の問題についてもセンチネルリンパ節生検の一般化によって状況が変化する可能性がある。

　鼠径リンパ節陽性例に対する追加治療の検討では，広汎外陰切除術（radical vulvectomy）と鼠径リンパ節郭清施行後に，骨盤リンパ節郭清と骨盤および鼠径部への放射線治療を比較したランダム化比較試験がある（GOG37）。2年の全生存率で放射線治療群が優るという報告がなされ，さらに中央値74カ月のフォローアップデータでも放射線治療の追加により局所再発，癌関連死は有意に減少し，術後照射を全く行わず骨盤リンパ節郭清のみを追加する治療法は推奨されない[16]。しかし，画像で骨盤リンパ節腫大を

認める症例に対しては腫大した鼠径・骨盤リンパ節摘出のみを行い，その後に鼠径部・骨盤への放射線治療を認めるガイドラインもあり，骨盤リンパ節に対する手術が全く否定されているわけではない[17]。

　腫大し転移が疑われる鼠径リンパ節の取り扱いについての検討では，腫大したリンパ節のみを摘出する手術と系統的リンパ節郭清を比較して，適切な術後照射を行えば縮小手術による予後への影響はないと結論した後方視的比較研究がある[18]。系統的リンパ節郭清の必要性については結論を出せないものの，その後の放射線治療を考える上で少なくとも転移の疑われる腫大したリンパ節は切除し，転移の有無を検索することは考慮されるべきと考えられる。

【参考文献】

1) Hacker NF, Berek JS, Lagasse LD, Nieberg RK, Leuchter RS. Individualization of treatment for stage I squamous cell vulvar carcinoma. Obstet Gynecol 1984；63：155-162（レベルⅢ）
2) Homesley HD, Bundy BN, Sedlis A, Yordan E, Berek JS, Jahshan A, et al. Assessment of current International Federation of Gynecology and Obstetrics staging of vulvar carcinoma relative to prognostic factors for survival（a Gynecologic Oncology Group study）. Am J Obstet Gynecol 1991；164：997-1004（レベルⅢ）
3) Stehman FB, Bundy BN, Thomas G, Varia M, Okagaki T, Roberts J, et al. Groin dissection versus groin radiation in carcinoma of the vulva：a Gynecologic Oncology Group study. Int J Radiat Oncol Biol Phys 1992；24：389-396（レベルⅡ）
4) Hacker NF, Van der Velden J. Conservative management of early vulvar cancer. Cancer 1993；71：1673-1677（レベルⅣ）
5) Sedlis A, Homesley H, Bundy BN, Marshall R, Yordan E, Hacker N, et al. Positive groin lymph nodes in superficial squamous cell vulvar cancer. A Gynecologic Oncology Group Study. Am J Obstet Gynecol 1987；156：1159-1164（レベルⅢ）
6) DiSaia PJ, Creasman WT, Rich WM. An alternate approach to early cancer of the vulva. Am J Obstet Gynecol 1979；133：825-832（レベルⅢ）
7) Burke TW, Levenback C, Coleman RL, Morris M, Silva EG, Gershenson DM. Surgical therapy of T1 and T2 vulvar carcinoma：further experience with radical wide excision and selective inguinal lymphadenectomy. Gynecol Oncol 1995；57：215-220（レベルⅢ）
8) Stehman FB, Bundy BN, Dvoretsky PM, Creasman WT. Early stage I carcinoma of the vulva treated with ipsilateral superficial inguinal lymphadenectomy and modified radical hemivulvectomy：a prospective study of the Gynecologic Oncology Group. Obstet Gynecol 1992；79：490-497（レベルⅢ）
9) Gordinier ME, Malpica A, Burke TW, Bodurka DC, Wolf JK, Jhingran A, et al. Groin recurrence in patients with vulvar cancer with negative nodes on superficial inguinal lymphadenectomy. Gynecol Oncol 2003；90：625-628（レベルⅢ）
10) Kirby TO, Rocconi RP, Numnum TM, Kendrick JE, Wright J, Fowler W, et al. Outcomes of Stage Ⅰ/Ⅱ vulvar cancer patients after negative superficial inguinal lymphadenectomy. Gynecol Oncol 2005；98：309-312（レベルⅢ）
11) Rob L, Robova H, Pluta M, Strnad P, Kacirek J, Skapa P, et al. Further data on sentinel lymph node mapping in vulvar cancer by blue dye and radiocolloid Tc99. Int J Gynecol Cancer 2007；17：147-153（レベルⅢ）
12) Iversen T, Aas M. Lymph drainage from the vulva. Gynecol Oncol 1983；16：179-189（レベルⅢ）
13) DeSimone CP, Van Ness JS, Cooper AL, Modesitt SC, DePriest PD, Ueland FR, et al. The treatment of lateral T1 and T2 squamous cell carcinomas of the vulva confined to the labium majus or minus. Gynecol Oncol 2007；104：390-395（レベルⅢ）
14) Gonzalez Bosquet J, Magrina JF, Magtibay PM, Gaffey TA, Cha SS, Jones MB, et al. Patterns of

inguinal groin metastases in squamous cell carcinoma of the vulva. Gynecol Oncol 2007；105：742-746（レベルⅢ）
15) Coleman RL, Ali S, Levenback CF, Gold MA, Fowler JM, Judson PL, et al. Is bilateral lymphadenectomy for midline squamous carcinoma of the vulva always necessary? An analysis from Gynecologic Oncology Group (GOG) 173. Gynecol Oncol 2013；128：155-159（レベルⅢ）
16) Kunos C, Simpkins F, Gibbons H, Tian C, Homesley H. Radiation therapy compared with pelvic node resection for node-positive vulvar cancer：a randomized controlled trial. Obstet Gynecol 2009；114：537-546（レベルⅡ）
17) Greater Metropolitan Clinical Taskforce. Vulvar cancer. Best Clinical Practice Gynecological Cancer Guidelines, 2009（ガイドライン）
18) Hyde SE, Valmadre S, Hacker NF, Schilthuis MS, Grant PT, van der Velden J. Squamous cell carcinoma of the vulva with bulky positive groin nodes-nodal debulking versus full groin dissection prior to radiation therapy. Int J Gynecol Cancer 2007；17：154-158（レベルⅢ）

CQ 06

センチネルリンパ節生検によりリンパ節郭清を省略できるか？

推奨 鼠径リンパ節転移が疑われない症例においては，センチネルリンパ節生検により鼠径リンパ節郭清の省略が考慮されるが，本邦の現状を鑑み，試験的位置付けで行われるべきである（グレードC1）。

☞フローチャート1参照

【目的】

センチネルリンパ節生検陰性例における鼠径部の系統的リンパ節郭清の省略の可能性について検討する。

【解説】

外陰癌におけるセンチネルリンパ節の同定は，婦人科がんの中では最も検証が進んでいる[1,2]。原則的に，最大径2cm以下で間質浸潤1mm以下の腫瘍以外で，外陰・会陰に限局しリンパ節転移の疑われない外陰癌が対象となる。

単施設からの報告も数多く集積され，センチネルリンパ節の同定方法は色素法単独，放射性同位元素（radioisotope；RI）法単独，色素・RI併用法と様々である[3,4]。使用される色素はイソスルファンブルー，パテントブルーなど，RIでは^{99m}-テクネチウム製剤が使用され，最近では外陰癌においてもインドシアニングリーンを用いた蛍光法によるfeasibility studyも報告されている[5]。併用法では26文献，1,271例の解析で同定率は86％，偽陰性率は5.8％，RI法では7文献，116例の解析で同定率は83％，偽陰性率は8.8％に対し，色素法では3文献，111例の解析で同定率は64％，偽陰性率は8.7％と同定率が低く，併用法を奨める報告が多い[3]。

メタアナリシスによれば，センチネルリンパ節の同定率と感度に影響を与える因子はセンチネルリンパ節の同定方法に加え，外陰病巣の局在，すなわち正中か片側かとされ，正中病変での偽陰性の増加が指摘されている[4]。多施設での妥当性の検証でも同様に偽陰性症例は正中病変であったとの報告がある[6]。腫大リンパ節を触知した場合や腫瘍径の大きなものにおけるセンチネルリンパ節の同定率の低下も同様にメタアナリシスで指摘されている[4]。

センチネルリンパ節生検を利用し，センチネルリンパ節転移陰性例にはリンパ節郭清を省略するというプロトコールで行われた多施設共同試験では，外陰に限局した4cm未満の腫瘍を有する403例の検討でセンチネルリンパ節生検陰性例に対して鼠径部の系

統的リンパ節郭清が省略された。鼠径リンパ節再発率は3%でセンチネルリンパ節生検の有効性が示され，特に孤在性の病巣に限れば2.3%の再発であった[7]。この試験で治療関連の創部のトラブル，蜂窩織炎，リンパ浮腫などはセンチネルリンパ節生検群で少なかったものの，質問票による調査ではQOLに関して差は認められなかった[8]。

センチネルリンパ節生検による郭清省略と通常の鼠径部のリンパ節郭清との費用対効果分析では，色素とRIの併用法でセンチネルリンパ節を同定し，免疫染色も利用したultrastagingにより転移を検索する方法が最も対費用効果が高いという報告もある[9]。Ultrastagingに関しては免疫染色を加えても転移の発見率は上昇せず不要とする報告もあるが[10]，前述の多施設での検証では通常のヘマトキシリン-エオジン（HE）染色による多数切片の検索（ultrastaging），さらに免疫染色を併用することにより段階的に転移の発見率は上昇している[7]。この報告ではultrastagingの方法としては半切したリンパ節のそれぞれを4個に分割し，それぞれのブロックで約0.33mmごとの切片を作成し，HE染色と抗サイトケラチン抗体を用いた免疫染色で転移を検索しているが，切片作成の間隔や検索する断面数は報告により一定していない。

術中の迅速病理組織学的診断の感度は89%，陰性的中率が93%で有用とする報告もみられるが[11]，多施設共同試験では感度は48%，陰性的中率は78%と低く[7]，センチネルリンパ節の転移を検索する際に術後のultrastagingに加えて行われるべきか，意見の一致はみられていない。

以上のように，センチネルリンパ節生検は腫瘍径や発生部位など症例を選択すれば，色素とRIの併用法を用いてセンチネルリンパ節を検出し，多数の切片を検索することでリンパ節転移の発見率が上昇し，有用な方法であると考えられる。しかしながら，標準治療とのランダム化比較試験で検証された結果は存在しない。また，国内ではセンチネルリンパ節生検は乳癌と悪性黒色腫にしか保険適用となっておらず，外陰癌における実績はほとんどない。このような現況下では，まずは臨床試験としてセンチネルリンパ節生検によるリンパ節郭清の省略に取り組むべきである。また，実際に系統的リンパ節郭清を省略するには，婦人科医だけでなく既にセンチネルリンパ節生検に習熟している他科の医師や放射線科，病理診断科などの協力のもとに取り組むことが望まれる。

【参考文献】

1) Barton DP, Berman C, Cavanagh D, Roberts WS, Hoffman MS, Fiorica JV, et al. Lymphoscintigraphy in vulvar cancer：a pilot study. Gynecol Oncol 1992；46：341-344（レベルⅢ）
2) Levenback C, Burke TW, Gershenson DM, Morris M, Malpica A, Ross MI. Intraoperative lymphatic mapping for vulvar cancer. Obstet Gynecol 1994；84：163-167（レベルⅢ）
3) Reade CJ, Jimenez W, O'Reilly D, Covens A. Sentinel lymph node biopsy in vulvar cancer：a health technology assessment for the canadian health care context. J Obstet Gynaecol Can 2012；34：1053-1065（レベルⅢ）
4) Hassanzade M, Attaran M, Treglia G, Yousefi Z, Sadeghi R. Lymphatic mapping and sentinel node biopsy in squamous cell carcinoma of the vulva：systematic review and meta-analysis of the literature. Gynecol Oncol 2013；130：237-245（レベルⅡ）

5) Crane LM, Themelis G, Arts HJ, Buddingh KT, Brouwers AH, Ntziachristos V, et al. Intraoperative near-infrared fluorescence imaging for sentinel lymph node detection in vulvar cancer: first clinical results. Gynecol Oncol 2011;120:291-295（レベルⅢ）
6) Hampl M, Hantschmann P, Michels W, Hillemanns P；German Multicenter Study Group. Validation of the accuracy of the sentinel lymph node procedure in patients with vulvar cancer: results of a multicenter study in Germany. Gynecol Oncol 2008;111:282-288（レベルⅢ）
7) Van der Zee AG, Oonk MH, De Hullu JA, Ansink AC, Vergote I, Verheijen RH, et al. Sentinel node dissection is safe in the treatment of early-stage vulvar cancer. J Clin Oncol 2008;26:884-889（レベルⅡ）
8) Oonk MH, van Os MA, de Bock GH, de Hullu JA, Ansink AC, van der Zee AG. A comparison of quality of life between vulvar cancer patients after sentinel lymph node procedure only and inguinofemoral lymphadenectomy. Gynecol Oncol 2009;113:301-305（レベルⅢ）
9) Sutton AJ, Barton P, Sundar S, Meads C, Rosenthal AN, Baldwin P, et al. Cost-effectiveness of sentinel lymph node biopsy vs inguinofemoral lymphadenectomy in women with vulval cancer. Br J Cancer 2013;109:2533-2547（レベルⅢ）
10) Moore RG, Granai CO, Gajewski W, Gordinier M, Steinhoff MM. Pathologic evaluation of inguinal sentinel lymph nodes in vulvar cancer patients：a comparison of immunohistochemical staining versus ultrastaging with hematoxylin and eosin staining. Gynecol Oncol 2003;91:378-382（レベルⅢ）
11) Brunner AH, Polterauer S, Tempfer C, Joura E, Reinthaller A, Horvat R, et al. The accuracy of intraoperative frozen section of the inguinal sentinel lymph node in vulvar cancer. Anticancer Research 2008;28:4091-4094（レベルⅢ）

CQ 07

放射線治療の適応と方法は？

推奨

① 切除マージンが8mm未満，または高度な脈管侵襲が認められる場合は原発部位への術後照射が考慮される（グレードC1）。

② 鼠径リンパ節に2個以上の転移が認められる場合，またはリンパ節転移の被膜外浸潤が認められる場合は，鼠径部および骨盤への術後照射が推奨される（グレードB）。

③ 被膜外浸潤のない鼠径リンパ節転移が1個の場合，術後照射の省略が考慮される（グレードC1）。

④ 手術不能例に対して根治的放射線治療が考慮される（グレードC1）。

⑤ 局所進行例において隣接臓器機能温存を図る場合は術前照射が考慮される（グレードC1）。

⑥ プラチナ製剤単剤もしくは同剤を含む化学療法の同時併用が考慮される（グレードC1）。

☞フローチャート1～3参照

【目的】

手術の補助療法あるいは根治治療として放射線治療が行われる。その適応と方法について検討する。

【解説】

外陰癌の治療において，術後照射は非常に重要な役割を有する。外陰癌の術後再発は局所領域が多く，そのリスクは腫瘍浸潤とリンパ節転移の程度に依存する[1-3]。局所再発については切除マージンが8mm未満になるとその危険性が生じるため[3]，術後補助療法が必要である。後方視的研究により，マージン近接例または高度な脈管侵襲が認められた症例に対する原発部位への術後照射の有効性が報告されている[4]。以上より，原発巣の切除マージンが8mm未満である場合と高度な脈管侵襲がある場合は局所に対する術後照射が考慮され，その際の線量は15～20Gyとする。

リンパ節領域に関しては，鼠径リンパ節転移陽性114例を対象とし，広汎外陰切除術（radical vulvectomy）および鼠径リンパ節郭清後に鼠径部および骨盤への照射と転移側の骨盤リンパ節郭清を比較したランダム化比較試験（GOG37）がある。この試験では，臨床的にリンパ節転移が認められるか固着あるいは潰瘍を伴うリンパ節転移がある場

合，または病理組織学的に 2 個以上のリンパ節転移が認められる場合に術後照射の優越性が示された[5,6]。単発のリンパ節転移については，208 例を対象とした後方視的研究があり疾患特異的生存率において術後照射の有効性が認められたが，この研究では重要な再発リスク因子であるリンパ節転移の被膜外浸潤の有無が考慮されていない問題点があった[7]。その後，被膜外浸潤のない単発のリンパ節転移を有する 75 例を対象とした多施設による後方視的研究が行われ，術後照射の有効性は認められなかった[8]。以上より，2 個以上の鼠径リンパ節転移あるいは被膜外浸潤が認められる場合は鼠径部および骨盤への術後照射が推奨される。このときの骨盤リンパ節領域は内・外腸骨リンパ節，閉鎖リンパ節とし，線量は 45〜50.4 Gy/25〜28 回を照射する。一方，被膜外浸潤のない鼠径リンパ節転移が 1 個の場合は，術後照射の省略が考慮される。

　放射線治療が鼠径リンパ節郭清の代替療法になるかを検討するため，臨床的鼠径リンパ節転移陰性の 58 例を対象とし，鼠径リンパ節郭清と放射線治療を比較したランダム化比較試験（GOG88）が行われ，手術群において有意に鼠径リンパ節再発率が低く予後が良好であった[9]。この試験は放射線治療群のリンパ節再発が多かったため予定症例数に達する前に打ち切られたが，線量評価点が皮下 3 cm と浅い位置に設定されており，深部の線量不足が存在した可能性が指摘されている。しかし，いずれにしても放射線治療が鼠径リンパ節郭清の代替療法となることを示すエビデンスはない[10]。

　高齢や内科的合併症のため手術適応とならない症例や，高度な局所進展，摘出不能な鼠径リンパ節転移のため手術不能と判断される場合は根治的放射線治療が適応となる。放射線治療計画では，臨床的に転移を認めない場合でも鼠径部を，臨床的に鼠径リンパ節転移が認められる場合は骨盤リンパ節領域までを臨床標的体積に含める。外部照射のみで治療することが多いが，原発巣の大きさや進展範囲に応じて組織内照射を組み合わせることも考慮する。リンパ節領域を含めた 45〜50 Gy の外部照射後，病巣部に絞って 60〜70 Gy 程度まで追加する。外陰部〜鼠径部・骨盤リンパ節領域に及ぶ複雑な臨床標的体積に均等な線量を照射する必要があることから，X 線と電子線を組み合わせた 3D-CRT が行われている。IMRT は従来の 3D-CRT と比較して，線量分布の適正化に優れ周囲正常臓器の線量低減が可能であり[11]，IMRT が実施可能な施設ではその適用を考慮すべきである。治療法の詳細は『放射線治療計画ガイドライン　2012 年版』を参照されたい[12]。

　隣接臓器浸潤のため手術不能あるいは除臓術を要する局所進行外陰癌に対して，術前照射を用いた集学的治療の有効性を検討した報告がある。この中で，Ⅱ・Ⅲ・ⅣA 期または局所再発例を対象とした 4 つの第Ⅱ相試験の結果では，27〜64％ で臨床的完全寛解が得られ，72〜97％ で手術が可能となり，手術例の 31〜70％ で病理組織学的完全寛解が得られている[13-16]。稀な疾患であるため対象症例数は 41〜71 例と小規模であるが，いずれの結果も隣接臓器の機能温存を目指した集学的治療の有効性と有害事象に関する認容性を示したものである。さらに，臨床的完全寛解を示した症例の 65〜78％

に病理組織学的完全寛解が確認された[14, 16]。しかし，これらの症例の再発率が低く予後が良好であったことから，術前照射により臨床的完全寛解が得られた症例に対して手術を行うことの利点が明らかでないとする意見もある。術前照射の臨床的効果が良好な症例に対して，手術を回避して根治的放射線治療へと方針を変更する個別化治療の可能性を示した結果とも解釈できる。しかし，術前照射で用いられた放射線治療の線量は47.6〜57.6Gyと様々であり，スプリットを含む過分割照射と通常照射を組み合わせた方法が行われるなど分割方法や併用化学療法も一定していない。また，手術適応の判断基準が明確でなく，QOLの評価がなされていない問題点があり，病理組織学的完全寛解がどの程度予後を改善しているかも不明である[17]。さらに，腫瘍縮小が得られなかった症例で除臓術を行うと術後合併症のリスクが高くなるという欠点もある。現時点では局所進行外陰癌に対する術前照射の有効性を示す第Ⅲ相試験は存在せず[18]，臓器機能温存を目指して術前照射を試みる場合も，その適応は慎重に判断する必要がある。

　根治的放射線治療，術前・術後照射によらず，増感効果を期待した化学療法の同時併用が行われている。根治的放射線治療におけるCCRTによる5年全生存率は50〜54%である[19, 20]。併用化学療法のレジメンに関しては，5-FUを主体とし，マイトマイシンやプラチナ製剤を組み合わせたものが多い[14-16, 19-22]。最近の報告ではシスプラチン単剤（40mg/m^2/週）が用いられることが多く，骨髄抑制が増強するものの治療完遂は可能であり，晩期放射線有害事象も許容範囲であるとされている[11, 14, 22]。併用可能な場合は，プラチナ製剤を基本とする化学療法の同時併用を考慮する。

　一方，有害事象に関して，年齢中央値72歳の高齢者を対象とし，5-FU 1,000mg/m^{2}持続×4日，マイトマイシン10mg/m^2×1回を2コース併用したCCRTの有害事象を検討した後方視的研究では，Grade 3（CTC version 2.0）以上の有害事象が17例中7例に生じ，17例中2例の治療関連死が認められたことが報告されている[21]。これは現在までに報告されている中で，重篤な有害事象の発生率が最も高い結果である。その他，深部静脈血栓症，手術を要する小腸閉塞，大腸の狭窄などの高度な晩期放射線有害事象の発生も，少数ながら報告されている[20]。高齢者が多い外陰癌におけるCCRTでは，有害事象に対する十分な注意が必要であることを示している。また，一般的に放射線治療の急性期有害事象として放射線皮膚炎があり，ほぼ全例で発生し，中には重篤化，感染の合併などで治療の中断や中止が必要なものがある[20]。放射線治療中の皮膚の保護や感染の予防を念頭に置いて管理する必要がある。

付記　リンパ節転移の被膜外浸潤

　従来多くの臓器のがんについて，リンパ節転移の評価は単にその有無のみとされていた。近年，転移巣がリンパ節の被膜をこえて拡がる被膜外浸潤（extracapsular spread）を伴う転移の有無が予後に影響することが，いくつかの臓器のがんで明らかになってきており，外陰癌においても，被膜外浸潤がみられる場合にはⅢC期に分類される。リンパ節は，その外周に線維

性被膜があり，リンパ節の内部に転移巣が限局していれば被膜構造は保たれ，周囲の組織との境界は明瞭である．しかし，転移巣が被膜をこえて周囲の脂肪組織などに浸潤すると，組織学的に転移巣の辺縁の形状が不整になったり，線維芽細胞の増生を伴ったりすることで被膜外浸潤と判断できる．

【参考文献】

1) Homesley HD, Bundy BN, Sedlis A, Yordan E, Berek JS, Jahshan A, et al. Assessment of current International Federation of Gynecology and Obstetrics staging of vulvar carcinoma relative to prognostic factors for survival（a Gynecologic Oncology Group study）. Am J Obstet Gynecol 1991；164：997-1003（レベルⅢ）
2) van der Velden J, van Lindert AC, Lammes FB, ten Kate FJ, Sie-Go DM, Oosting H, et al. Extracapsular growth of lymph node metastases in squamous cell carcinoma of the vulva. The impact on recurrence and survival. Cancer 1995；75：2885-2890（レベルⅢ）
3) Heaps JM, Fu YS, Montz FJ, Hacker NF, Berek JS. Surgical-pathologic variables predictive of local recurrence in squamous cell carcinoma of the vulva. Gynecol Oncol 1990；38：309-314（レベルⅢ）
4) Faul CM, Mirmow D, Huang Q, Gerszten K, Day R, Jones MW. Adjuvant radiation for vulvar carcinoma：improved local control. Int J Radiat Oncol Biol Phys 1997；38：381-389（レベルⅢ）
5) Homesley HD, Bundy BN, Sedlis A, Adcock L. Radiation therapy versus pelvic node resection for carcinoma of the vulva with positive groin nodes. Obstet Gynecol 1986；68：733-740（レベルⅡ）
6) Kunos C, Simpkins F, Gibbons H, Tian C, Homesley H. Radiation therapy compared with pelvic node resection for node-positive vulvar cancer：a randomized controlled trial. Obstet Gynecol 2009；114：537-546（レベルⅡ）
7) Parthasarathy A, Cheung MK, Osann K, Husain A, Teng NN, Berek JS, et al. The benefit of adjuvant radiation therapy in single-node-positive squamous cell vulvar carcinoma. Gynecol Oncol 2006；103：1095-1099（レベルⅢ）
8) Fons G, Groenen SM, Oonk MH, Ansink AC, van der Zee AG, Burger MP, et al. Adjuvant radiotherapy in patients with vulvar cancer and one intra capsular lymph node metastasis is not beneficial. Gynecol Oncol 2009；114：343-345（レベルⅢ）
9) Stehman FB, Bundy BN, Thomas G, Varia M, Okagaki T, Roberts J, et al. Groin dissection versus groin radiation in carcinoma of the vulva：a Gynecologic Oncology Group study. Int J Radiat Oncol Biol Phys 1992；24：389-396（レベルⅡ）
10) van der Velden K, Ansink A. Primary groin irradiation vs primary groin surgery for early vulvar cancer. Cochrane Database Syst Rev 2001；(4)：CD002224（レベルⅡ）
11) Beriwal S, Shukla G, Shinde A, Heron DE, Kelley JL, Edwards RP, et al. Preoperative intensity modulated radiation therapy and chemotherapy for locally advanced vulvar carcinoma：analysis of pattern of relapse. Int J Radiat Oncol Biol Phys 2013；85：1269-1274（レベルⅢ）
12) 日本放射線腫瘍学会編．放射線治療計画ガイドライン2012年版（第3版）．金原出版，東京，2012（ガイドライン）
13) Landoni F, Maneo A, Zanetta G, Colombo A, Nava S, Placa F, et al. Concurrent preoperative chemotherapy with 5-fluorouracil and mitomycin C and radiotherapy（FUMIR）followed by limited surgery in locally advanced and recurrent vulvar carcinoma. Gynecol Oncol 1996；61：321-327（レベルⅢ）
14) Moore DH, Ali S, Koh WJ, Michael H, Barnes MN, McCourt CK, et al. A phase Ⅱ trial of radiation therapy and weekly cisplatin chemotherapy for the treatment of locally-advanced squamous cell carcinoma of the vulva：a Gynecologic Oncology Group study. Gynecol Oncol 2012；124：529-533（レベルⅢ）
15) Moore DH, Thomas GM, Montana GS, Saxer A, Gallup DG, Olt G. Preoperative chemoradiation for advanced vulvar cancer：a phase Ⅱ study of the Gynecologic Oncology Group. Int J Radiat Oncol Biol Phys 1998；42：79-85（レベルⅢ）

16) Montana GS, Thomas GM, Moore DH, Saxer A, Mangan CE, Lentz SS, et al. Preoperative chemoradiation for carcinoma of the vulva with N2/N3 nodes : a Gynecologic Oncology Group study. Int J Radiat Oncol Biol Phys 2000 ; 48 : 1007-1013（レベルⅢ）
17) Shylasree TS, Bryant A, Howells RE. Chemoradiation for advanced primary vulval cancer. Cochrane Database Syst Rev 2011 ; (4) : CD003752（レベルⅡ）
18) van Doorn HC, Ansink A, Verhaar-Langereis M, Stalpers L. Neoadjuvant chemoradiation for advanced primary vulvar cancer. Cochrane Database Syst Rev 2006 ; (3) : CD003752（レベルⅢ）
19) Han SC, Kim DH, Higgins SA, Carcangiu ML, Kacinski BM. Chemoradiation as primary or adjuvant treatment for locally advanced carcinoma of the vulva. Int J Radiat Oncol Biol Phys 2000 ; 47 : 1235-1244（レベルⅢ）
20) Cunningham MJ, Goyer RP, Gibbons SK, Kredentser DC, Malfetano JH, Keys H. Primary radiation, cisplatin, and 5-fluorouracil for advanced squamous carcinoma of the vulva. Gynecol Oncol 1997 ; 66 : 258-261（レベルⅢ）
21) Mulayim N, Foster Silver D, Schwartz PE, Higgins S. Chemoradiation with 5-fluorouracil and mitomycin C in the treatment of vulvar squamous cell carcinoma. Gynecol Oncol 2004 ; 93 : 659-666（レベルⅢ）
22) Mak RH, Halasz LM, Tanaka CK, Ancukiewicz M, Schultz DJ, Russell AH, et al. Outcomes after radiation therapy with concurrent weekly platinum-based chemotherapy or every-3-4-week 5-fluorouracil-containing regimens for squamous cell carcinoma of the vulva. Gynecol Oncol 2011 ; 120 : 101-107（レベルⅢ）

CQ 08

化学療法の適応は？

推奨
① 局所進行例に対しては術前化学療法も考慮される（グレードC1）。
② 遠隔転移のある進行・再発例に対して考慮される（グレードC1）。

☞フローチャート1～3参照

【目的】

外陰癌に対する化学療法の有用性について検討する。

【解説】

進行外陰癌の治療として放射線治療の有用性は示されているが，化学療法に関しては報告が少なく，あまり効果がないと考えられてきた。しかし，化学療法を術前補助療法として用いることにより，進行例を手術可能にすることが試みられている。また，遠隔転移のある進行例および再発例に対して化学療法を行うことにより，その治療効果が期待されている。

局所進行外陰癌で初回手術療法を行う場合には，骨盤除臓術（pelvic exenteration）などの拡大手術が必要な場合が多く，また皮膚欠損部位も広範囲に及び，著しくQOLを下げることとなる。そこで，進行外陰癌に対し術前化学療法を用い，拡大手術を回避する可能性が試みられてきた。これまでの報告ではEORTCなどの欧州からのものが多く，局所進行外陰癌に対し，ブレオマイシン，メトトレキサート，ロムスチン，シスプラチン，5-FU，パクリタキセル，ビンクリスチンなどによる術前化学療法が試されてきた。これらの報告では化学療法の奏効率は60％前後であり，手術完遂率も57～90％と良好であることが示されている[1-5]。しかし，いずれの報告も症例数が少なく，標準治療とすべきレジメンは定まっていない。術前化学療法は骨盤除臓術などの拡大手術を回避でき，予後に寄与できる可能性が示されているが，薬剤の選択などの問題点が残されている。

術前化学療法として施行された第Ⅱ相試験では，進行・再発例を対象に行われた化学療法に比べ奏効率が高い。一般に再発例では放射線治療の既往がある症例がほとんどであり，そのために進行・再発例の化学療法の奏効率が低下していることが推察される。これまで，シスプラチン単剤[6]，ミトキサントロン[7]，パクリタキセル毎週投与＋カルボプラチン[8]では全て奏効率は0％，パクリタキセル単剤での奏効率は14％[9]と報告されている。比較的治療効果が良いものとして，1980年に報告されたブレオマイシン単剤，あるいはマイトマイシンの併用では奏効率50％[10]，シスプラチン＋ビノレルビンの併

用療法では奏効率40％と報告されている[11]。これまでの化学療法の奏効率は著しく高いものはなく，標準治療と呼べるべきものがない。しかし，遠隔転移のある進行例や放射線治療後の再発例には，化学療法以外に選択肢がない場合も多く，様々な薬剤が試みられているのが現状である[12]。

　外陰癌の術後補助療法は放射線治療を用いることが多いが，化学療法による術後補助療法の報告もある[13]。リンパ節転移のあった14例の外陰癌の術後にシスプラチンを補助療法として使用し，再発率を低く抑えることができたとの報告がみられる。しかし，同様の報告は他になく，外陰癌の術後補助化学療法は標準治療とはなっていない。

【参考文献】

1) Wagenaar HC, Colombo N, Vergote I, Hoctin-Boes G, Zanetta G, Pecorelli S, et al. Bleomycin, methotrexate, and CCNU in locally advanced or recurrent, inoperable, squamous-cell carcinoma of the vulva：an EORTC Gynaecological Cancer Cooperative Group Study. European Organization for Research and Treatment of Cancer. Gynecol Oncol 2001；81：348-354（レベルⅢ）
2) Benedetti-Panici P, Greggi S, Scambia G, Salerno G, Mancuso S. Cisplatin（P），bleomycin（B），and methotrexate（M）preoperative chemotherapy in locally advanced vulvar carcinoma. Gynecol Oncol 1993；50：49-53（レベルⅢ）
3) Geisler JP, Manahan KJ, Buller RE. Neoadjuvant chemotherapy in vulvar cancer：avoiding primary exenteration. Gynecol Oncol 2006；100：53-57（レベルⅢ）
4) Aragona AM, Cuneo N, Soderini AH, Alcoba E, Greco A, Reyes C, et al. Tailoring the treatment of locally advanced squamous cell carcinoma of the vulva：neoadjuvant chemotherapy followed by radical surgery：results from a multicenter study. Int J Gynecol Cancer 2012；22：1258-1263（レベルⅢ）
5) Domingues AP, Mota F, Durao M, Frutuoso C, Amaral N, de Oliveira CF. Neoadjuvant chemotherapy in advanced vulvar cancer. Int J Gynecol Cancer 2010；20：294-298（レベルⅢ）
6) Thigpen JT, Blessing JA, Homesley HD, Lewis GC Jr. Phase Ⅱ trials of cisplatin and piperazinedione in advanced or recurrent squamous cell carcinoma of the vulva：a Gynecologic Oncology Group Study. Gynecol Oncol 1986；23：358-363（レベルⅢ）
7) Muss HB, Bundy BN, Christopherson WA. Mitoxantrone in the treatment of advanced vulvar and vaginal carcinoma. A Gynecologic Oncology Group study. Am J Clin Oncol 1989；12：142-144（レベルⅢ）
8) Han SN, Vergote I, Amant F. Weekly paclitaxel/carboplatin in the treatment of locally advanced, recurrent, or metastatic vulvar cancer. Int J Gynecol Cancer 2012；22：865-868（レベルⅢ）
9) Witteveen PO, van der Velden J, Vergote I, Guerra C, Scarabeli C, Coens C, et al. Phase Ⅱ study on paclitaxel in patients with recurrent, metastatic or locally advanced vulvar cancer not amenable to surgery or radiotherapy：a study of the EORTC-GCG（European Organisation for Research and Treatment of Cancer--Gynaecological Cancer Group）. Ann Oncol 2009；20：1511-1516（レベルⅢ）
10) Tropé C, Johnsson JE, Larsson G, Simonsen E. Bleomycin alone or combined with mitomycin C in treatment of advanced or recurrent squamous cell carcinoma of the vulva. Cancer Treat Rep 1980；64：639-642（レベルⅢ）
11) Cormio G, Loizzi V, Gissi F, Serrati G, Panzarino M, Carriero C, et al. Cisplatin and vinorelbine chemotherapy in recurrent vulvar carcinoma. Oncology 2009；77：281-284（レベルⅢ）
12) Tomao F, Di Tucci C, Marchetti C, Perniola G, Bellati F, Panici PB. Role of chemotherapy in the management of vulvar carcinoma. Crit Rev Oncol Hematol 2012；82：25-39（レベルⅢ）
13) Bellati F, Angioli R, Manci N, Angelo Zullo M, Muzii L, Plotti F, et al. Single agent cisplatin chemotherapy in surgically resected vulvar cancer patients with multiple inguinal lymph node metastases. Gynecol Oncol 2005；96：227-231（レベルⅢ）

CQ 09

治療後の経過観察は？

推奨

① 治療後の経過観察の間隔は
　　1～2年目：1～3カ月ごと
　　3～5年目：6カ月ごと
　　6年目以降：1年ごと
　を目安とする（グレードC1）。
② 問診，視診，触診，細胞診や生検，胸部X線検査，腫瘍マーカー，CTなどを行い，再発だけでなく後遺症の発生についても観察する（グレードC1）。

【目的】

再発と治療に伴う合併症に対処するための適切な経過観察の間隔と方法について検討する。

【解説】

経過観察の目的は，再発の早期発見と治療による予後の改善，治療により損なわれたQOLの維持・向上にある。しかし現時点では，治療後の経過観察による再発診断が外陰癌の予後改善に結び付くというエビデンスはない。また，外陰癌の治療後の経過観察の間隔や検査項目についても，信頼性の高い研究はなく統一された見解は得られていない。

国外のガイドラインを見ると，英国産婦人科学会（Royal College of Obstetricians and Gynaecologists）では，1年目は3カ月ごと，2～3年目は6カ月ごと，4年目以降は12カ月ごとの観察を推奨している[1]。米国National Cancer Institute（NCI）では経過観察に関しての推奨はない[2]。推奨の根拠としては，多数例の後方視的研究の結果に基づいている。261例の扁平上皮癌を登録し，根治術後の定期的な経過観察（1～2年目：3カ月ごと，3～5年目：6カ月ごと，6年目以降：12カ月ごと）の有用性を検証した報告では，49例の局所再発を認め，定期的な観察で診断した34例の平均腫瘍径は2.1cm（中央値1.6cm，0.3～8.0cm），その他の15例は平均3.1cm（中央値3.0cm，0.4～7.0cm）であった[3]。定期的な経過観察はより小さい病巣で診断できたが，生存率には有意差を認めなかった。局所再発のうち27例は生存したが，鼠径部の再発8例と遠隔転移の再発8例は経過観察の方法にかかわらず全例死亡している。再発時期や部位と予後を調べた

その他の多数例の後方視的研究において，再発の55〜67％は初回手術から2年以内に発生している[4,5]。再発を予測する因子としては，進行期や鼠径リンパ節転移の有無との関連性が高い[4-6]。初回治療時の鼠径リンパ節転移陽性例は，2年以内の再発が多く，鼠径部や骨盤リンパ節の再発，遠隔転移が高頻度である。その一方で，初回治療時の鼠径リンパ節転移陰性例は再発率も低く，再発した場合も局所が多い[4]。局所再発のみの場合は局所切除術（wide local excision）によって半数以上は根治できるが，鼠径部再発や遠隔転移は極めて予後不良である。

　再発の好発部位は局所あるいは鼠径リンパ節であるため，最も重要なのは視診と触診である。再発の疑いがある場合は細胞診や組織診を行う。そのほかに役立つ検査項目としては，胸部X線検査，腫瘍マーカー，CT，MRI，FDG-PETなどが挙げられるが，どの検査をどの時期に行うかに関しては確立したものはない。問診で患者の症状を詳しく聞き，また症例ごとの再発リスクを考慮した上で判断する必要がある。再発は2年以内に多いが，5年以降もみられるので長期の経過観察が望ましい[6]。

　術後の合併症も高率である[7]。外陰の創部合併症は9〜58％で，また8〜28％の症例に頻尿や尿失禁が認められる。鼠径リンパ節郭清後の鼠径部の合併症の頻度は，感染21〜39％，創部離開17〜39％，蜂窩織炎21〜57％，リンパ嚢胞11〜40％，リンパ浮腫14〜48％と報告されている。リンパ浮腫の多くは下肢の腫脹が術後12カ月以内に生じて慢性化し，肥満，感染，放射線治療の追加，術後の深部静脈血栓症などで増悪する。その他にも，外陰癌の術後には，精神的ストレス，性交時痛や性欲減退，頻尿や失禁など，精神的社会的な問題を生じやすい。これらの問題は患者のQOLを損ねるため，長期間の経過観察が必要である。

【参考文献】

1) Royal College of Obstetricians and Gynecologists. Management of Vulval Cancer（ガイドライン）
2) National Cancer Institute at the National Institutes of Health. Vulvar cancer treatment（PDQ）. Version 2.26, 2015
   http://www.cancer.gov/cancertopics/pdq/treatment/vulvar/HealthProfessional（ガイドライン）
3) Oonk MH, de Hullu JA, Hollema H, Mourits MJ, Pras E, Wymenga AN, et al. The value of routine follow-up in patients treated for carcinoma of the vulva. Cancer 2003；98：2624-2629（レベルⅢ）
4) Gonzalez Bosquet J, Magrina JF, Gaffey TA, Hernandez JL, Webb MJ, Cliby WA, et al. Long-term survival and disease recurrence in patients with primary squamous cell carcinoma of the vulva. Gynecol Oncol 2005；97：828-833（レベルⅢ）
5) Piura B, Masotina A, Murdoch J, Lopes A, Morgan P, Monaghan J. Recurrent squamous cell carcinoma of the vulva：a study of 73 cases. Gynecol Oncol 1993；48：189-195（レベルⅢ）
6) Maggino T, Landoni F, Sartori E, Zola P, Gadducci A, Alessi C, et al. Patterns of recurrence in patients with squamous cell carcinoma of the vulva. A multicenter CTF Study. Cancer 2000；89：116-122（レベルⅢ）
7) Wills A, Obermair A. A review of complications associated with the surgical treatment of vulvar cancer. Gynecol Oncol 2013；131：467-479（レベルⅢ）

CQ 10

再発に対して推奨される治療は？

推奨

① 手術後に局所に限局した再発に対しては再切除が考慮される（グレードC1）。
② 切除不能または周辺臓器に浸潤が及ぶ局所再発には，放射線が未照射であれば同時化学放射線療法（CCRT）が考慮される（グレードC1）。
③ 骨盤，遠隔転移，多発病巣を有する再発例には化学療法が考慮される（グレードC1）。
④ 効果的な治療が残されていない場合はbest supportive care（BSC）が考慮される（グレードC1）。

☞フローチャート3参照

【目的】

再発治療に関する有用な治療法を検討する。

【解説】

再発治療に際しては，再発部位，前治療の内容，performance status（PS）を考慮して治療法を決定する必要がある[1]。イタリアの5施設における502例の外陰扁平上皮癌の後方視的研究では37％が再発し，再発部位別の5年生存率は外陰60％，鼠径・骨盤27％，遠隔転移15％，多発14％と報告されている[2]。

局所に限局した再発に対しては，再切除が考慮される。再切除術が施行された102例の広汎外陰切除術（radical vulvectomy）後の再発例に関する多施設後方視的研究によれば，56％が無病生存し，5年生存率は61％で，再発時の鼠径リンパ節転移例は有意に予後不良であった[3]。リンパ節郭清が未施行の場合には，再発部位に応じて片側または両側の鼠径リンパ節郭清を同時に行い，再切除断端またはリンパ節転移が陽性であった場合は，放射線が未照射ならCCRTを追加する[1]。切除不能または周辺臓器にまで浸潤が及んでいる局所再発には，未照射であればCCRTが考慮される。切除不能または骨盤除臓術（pelvic exenteration）を要する未照射の術後局所再発外陰扁平上皮癌7例に対してCCRTが施行され，CR 4例，PR 3例，2年生存率は28％と報告されている[4]。また，未照射の術後再発15例に対してCCRTが施行され，8例がCRで，2年生存率は46％と報告されている[5]。

鼠径部再発の予後が非常に不良であることは，前方視的試験によっても確認されてい

る。2件の前方視的試験（GOG74, GOG88）の解析によれば，初回治療の外陰扁平上皮癌143例中37例が再発し，外陰部再発20例の生存期間中央値は52.4カ月であったのに対し，鼠径部再発12例は9.4カ月と有意に予後不良であった[6]。鼠径部再発においてリンパ節郭清，放射線照射が未施行の場合には，両側の鼠径リンパ節郭清を行い，放射線照射またはCCRTの追加が考慮される。外部照射後の場合には組織内照射が考慮されるが，合併症は高率である[1]。また，照射後の鼠径部再発に対する切除術は合併症が高率であり注意を要する。

骨盤，遠隔転移，多発病巣を有する再発例には化学療法が選択される。化学療法に関して，単剤でのシスプラチン，ブレオマイシン，ミトキサントロン，ソブゾキサンについては，いずれも有効性は示されていない。EORTCによる手術・放射線治療の適応とならない進行・再発外陰扁平上皮癌の第Ⅱ相試験では，パクリタキセル（175 mg/m^2）3週毎投与が中央値4サイクル施行された。その結果，29例（局所進行癌4例，局所/所属領域再発22例，遠隔転移のみ3例）での奏効率は14%（CR 2例，PR 2例），観察期間の中央値24カ月での無増悪生存期間，全生存期間の中央値はそれぞれ2.6カ月，6.9カ月，1年生存率は31%であった[7]。一方，多剤併用化学療法に関しては，広汎外陰切除術で切除不能な化学療法未施行の局所進行または再発外陰扁平上皮癌に対するブレオマイシン，メトトレキサート，およびロムスチン併用化学療法のEORTCによる第Ⅱ相試験では，25例（局所進行癌12例，局所/所属領域再発13例）中，奏効率は56%（CR 8%，PR 48%，再発例での奏効率54%），観察期間の中央値8カ月での無増悪生存期間，全生存期間の中央値はそれぞれ4.8カ月，7.8カ月，1年生存率は32%であった[8]。奏効率は高いが，放射線未治療例を対象としていることによる結果とも考えられている。また，化学療法未施行の再発16例（局所再発9例，鼠径部再発7例）に対してシスプラチンおよびビノレルビン併用化学療法が施行された第Ⅱ相試験では，奏効率40%（CR 27%，PR 13%），無増悪生存期間，全生存期間の中央値はそれぞれ10カ月，19カ月と報告されている[9]。再発外陰癌の化学療法は報告が少なく，第Ⅲ相試験も存在せず，標準的なレジメンは確立していないが，現状では他に有効な方法がない場合は考慮してよい治療法である。

外陰癌の再発においては，高齢者が多く，有効な治療法も多くないことから，症状緩和とQOL向上を高めることを目的に，症状緩和のための放射線照射を含めたBSCを早くから導入することが考慮される[10]。

【参考文献】

1) Salom EM, Penalver M. Recurrent vulvar cancer. Curr Treat Options Oncol 2002；3：143-153（レベルⅣ）
2) Maggino T, Landoni F, Sartori E, Zola P, Gadducci A, Alessi C, et al. Patterns of recurrence in patients with squamous cell carcinoma of the vulva. A multicenter CTF Study. Cancer 2000；89：116-122（レベルⅢ）

3) Chakalova G, Karagiozov A. The surgical management of recurrent carcinoma of the vulva. Eur J Gynaecol Oncol 1993；14：318-322（レベルⅢ）
4) Russell AH, Mesic JB, Scudder SA, Rosenberg PJ, Smith LH, Kinney WK, et al. Synchronous radiation and cytotoxic chemotherapy for locally advanced or recurrent squamous cancer of the vulva. Gynecol Oncol 1992；47：14-20（レベルⅢ）
5) Thomas G, Dembo A, DePetrillo A, Pringle J, Ackerman I, Bryson P, et al. Concurrent radiation and chemotherapy in vulvar carcinoma. Gynecol Oncol 1989；34：263-267（レベルⅢ）
6) Stehman FB, Bundy BN, Ball H, Clarke-Pearson DL. Sites of failure and times to failure in carcinoma of the vulva treated conservatively：a Gynecologic Oncology Group study. Am J Obstet Gynecol 1996；174：1128-1132（レベルⅢ）
7) Witteveen PO, van der Velden J, Vergote I, Guerra C, Scarabeli C, Coens C, et al. Phase Ⅱ study on paclitaxel in patients with recurrent, metastatic or locally advanced vulvar cancer not amenable to surgery or radiotherapy：a study of the EORTC-GCG (European Organisation for Research and Treatment of Cancer--Gynaecological Cancer Group). Ann Oncol 2009；20：1511-1516（レベルⅢ）
8) Wagenaar HC, Colombo N, Vergote I, Hoctin-Boes G, Zanetta G, Pecorelli S, et al. Bleomycin, methotrexate, and CCNU in locally advanced or recurrent, inoperable, squamous-cell carcinoma of the vulva：an EORTC Gynaecological Cancer Cooperative Group Study. European Organization for Research and Treatment of Cancer. Gynecol Oncol 2001；81：348-354（レベルⅢ）
9) Cormio G, Loizzi V, Gissi F, Serrati G, Panzarino M, Carriero C, et al. Cisplatin and vinorelbine chemotherapy in recurrent vulvar carcinoma. Oncology 2009；77：281-284（レベルⅢ）
10) Fauci J, Schneider K, Walters C, Boone J, Whitworth J, Killian E, et al. The utilization of palliative care in gynecologic oncology patients near the end of life. Gynecol Oncol 2012；127：175-179（レベルⅢ）

第3章 腟癌

総説

　腟癌は高齢者に多く，ほとんどが扁平上皮癌であることから，放射線治療が選択されることの多い疾患であり，近年は子宮頸癌に準じて同時化学放射線療法（concurrent chemoradiotherapy；CCRT）も施行されている。腟癌の発生部位は，最も多いのが腟の上部1/3（56％），次いで下部1/3（31％），中部1/3（13％）である[1]。腟の上部2/3までに局在する腫瘍のリンパ経路は主に骨盤リンパ節に流入し，腟の下部1/3までは鼠径リンパ節に流入すると考えられている。したがって，発生部位や範囲により転移経路が異なることに留意して，原発巣に対する治療と所属リンパ節に対する治療を計画しなければならない[2]。

　原発巣の部位や範囲によっては手術療法が選択されることもあり，この際も原発巣の摘出と同時にその部位に対応する所属リンパ節の摘出を考慮する必要がある。

　進行・再発例に対しては化学療法が行われることもあるが，症例数が少ないことからその効果について十分なエビデンスはなく，子宮頸癌に準じて行われているのが現状である。

病理組織型

　腟から発生する癌の多くは扁平上皮癌であり，組織亜型として角化型，非角化型，類基底型，疣状型，湿疣型がある。腟扁平上皮癌の8割程度からヒトパピローマウイルス（human papillomavirus；HPV）が検出され，特に非角化型，類基底型，湿疣型からHPVが検出される頻度が高い[3]。

　腟上皮内腫瘍（vaginal intraepithelial noeplasia；VAIN）は異型重層扁平上皮の増殖を示すが間質浸潤をきたしていない病変であり，子宮頸部上皮内腫瘍（cervical intraepithelial neoplasia；CIN）と同様に異型の程度によってVAIN 1～VAIN 3の3段階に分類されてきた。VAINのほとんどがHPV感染によるものである[4]。近年，HPVによるVAINも外陰上皮内腫瘍（vulvar intraepithelial neoplasia；VIN）と同様にlow grade squamous intraepithelial lesion（LSIL）とhigh grade intraepithelial lesion（HSIL）の2つに分類することが提唱され[5]，2014年に発行されたWHO分類（第4版）でも同様の改訂が行われた[6]。この分類ではLSILはVAIN 1に，HSILはVAIN 2，3に相当する（**27頁参照**）。VAINの悪性化の潜在性に関しては，CINやVINほどには解明されていない（**CQ11**）。

　腟に発生する腺癌は稀であるが，海外では胎児期にdiethylstilbestrol（DES）などの合成非ステロイド系エストロゲン製剤に曝露された女性の若年時に発症した多くの明細

胞腺癌が報告されている[7]。DES曝露を受けていない女性でも腟に発生する腺癌の多くは明細胞腺癌であり，泌尿生殖器系の形態異常などに伴う発生異常との関与が推察される症例もある。腟腺癌の発生母地としては，腟adenosisや子宮内膜症が挙げられる。

放射線治療

　限局したVAINや疣状癌，卵巣機能温存を望む若年者を除いた腟癌に対しては，隣接臓器の機能温存が可能な放射線治療が第一選択となる（**CQ12**）。しかし，稀な腫瘍であるために治療法に関するランダム化比較試験はなく，単施設からの後方視的研究が認められるのみである。また，多くの報告は対象の治療年代が長期にわたっており，均一な診断や治療法に基づいた成績ではない。共通している結果は，有意な予後因子が臨床病期と腫瘍サイズであり[8-18]，主な再発パターンが局所再発である[8,10]。腟長軸方向の浸潤の広さが局所再発に関する予後因子とする報告も多い[8,14,16-18]。放射線治療による5年骨盤内制御率は，Ⅰ期80〜90％，Ⅱ期50〜70％，Ⅲ期50〜60％，Ⅳ期30％[8-10,19]，5年疾患特異的生存率はⅠ期80〜90％，Ⅱ期70〜80％，Ⅲ期50〜60％，Ⅳ期10〜20％[9,10,13,19]，5年全生存率はⅠ期70〜80％，Ⅱ期50〜70％，Ⅲ期30〜50％，Ⅳ期0〜20％[13,20]である。再発は5年以内に骨盤内に生じることが多い。時間的空間的に多中心性発生をきたすことの多い腟癌では，治療後5年以降の長期生存例において晩期再発とされているものの多くが，再発というよりも新しい病変である可能性が高いとの報告もある[8]。腟粘膜・外陰の潰瘍，腟狭窄，直腸狭窄，直腸腟瘻や膀胱腟瘻といった高度な晩期放射線有害事象の発生率は5年間で約5〜20％と報告されている[8,10,13,14,16,17,19]。

　放射線治療の方法は時代とともに変遷してきた。密封小線源治療では低線量率照射から高線量率照射となり，最近はCTやMRIを利用した3次元放射線治療計画に基づき正確な線量評価を可能とする画像誘導密封小線源治療（image-guided brachytherapy；IGBT）が普及しつつある[21,22]。外部照射でも3次元原体照射（three-dimensional conformal radiation therapy；3D-CRT）が標準的となり，さらに線量集中性を向上させた強度変調放射線治療（intensity modulated radiation therapy；IMRT）を行う施設も増えている[23]。局所制御が不良とされる4cm以上の腫瘍に対してもIGBTやIMRTを用いて，より適正な線量投与を行うことで治療成績向上が期待できる。

　CCRTの有効性や安全性に関しても，少数例を対象とした後方視的研究の報告しかないが[15,24,25]，発生部位，病因や病理組織学的類似性から，子宮頸癌に関する臨床試験結果を腟癌治療の指標にすることに相応の妥当性があると考える。従来の放射線単独治療では成績が不良なⅢ・Ⅳ期癌では，全身状態や臓器機能が基準を満たせば，プラチナ製剤を基本としたCCRTを行うことを考慮すべきである。

手術療法

　腟癌の治療は放射線治療が原則であるが，病巣の局在と範囲に応じて手術療法が選択

されることがある（**CQ13**）。特に，腟の上部1/3に発生した腟癌は，子宮摘出を腟に延長する手術療法の良い選択対象となる[26]。また，腟に広く上皮内腫瘍を伴う場合は全腟壁切除術（total vaginectomy）が選択される場合もある。さらに，転移のない局所進行腟癌で厳選された症例に対して骨盤除臓術（pelvic exenteration）が行われることもある[27]。

【参考文献】

1) Slomovitz BM, Coleman RL. Invasive Cancer of the vagina. In：DiSaia PJ, Creasman WT, eds. Clinical Gynecologic Oncology 8th ed. Elsevier Saunders, Philadelphia, 2012. pp245-259（レベルⅢ）
2) Monaghan JM. Invasive tumor of vagina：Clinical features and management. Gynecologic Oncology（Coppleson M ed）. Churchill Livingstone, Edinburgh, 1992. pp506（レベルⅣ）
3) Creasman WT, Phillips JL, Menck HR. The National Cancer Data Base report on cancer of the vagina. Cancer 1998；83：1033-1040（レベルⅢ）
4) Chao A, Chen TS, Hsueh C, Huang CC, Yang JE, Hsueh S, et al. Human papillomavirus in vaginal intraepithelial neoplasia. Int J Cancer 2012；131：E259-268（レベルⅢ）
5) Darragh TM, Colgan TJ, Cox JT, Heller DS, Henry MR, Luff RD, et al. The Lower Anogenital Squamous Terminology Standardization Project for HPV-Associated Lesions：background and consensus recommendations from the College of American Pathologists and the American Society for Colposcopy and Cervical Pathology. Arch Pathol Lab Med 2012；136：1266-1297（ガイドライン）
6) Ferenczy AS, Park KJ, Colgan TJ, et al. Epithelial tumours. Chapter 8 Tumours of the Vagina. World Health Organization Classification of Tumours of Female Reproductive Organs. Kurman RJ, Carcangiu ML, Herrington CS, Young RH, eds. IARC, Lyon, 2014（規約）
7) Herbst AL, Ulfelder H, Poskanzer DC. Adenocarcinoma of the vagina. Association of maternal stilbestrol therapy with tumor appearance in young women. N Engl J Med 1971；284：878-881（レベルⅢ）
8) Chyle V, Zagars GK, Wheeler JA, Wharton JT, Delclos L. Definitive radiotherapy for carcinoma of the vagina：outcome and prognostic factors. Int J Radiat Oncol Biol Phys 1996；35：891-905（レベルⅢ）
9) de Crevoisier R, Sanfilippo N, Gerbaulet A, Morice P, Pomel C, Castaigne D, et al. Exclusive radiotherapy for primary squamous cell carcinoma of the vagina. Radiother Oncol 2007；85：362-370（レベルⅢ）
10) Frank SJ, Jhingran A, Levenback C, Eifel PJ. Definitive radiation therapy for squamous cell carcinoma of the vagina. Int J Radiat Oncol Biol Phys 2005；62：138-147（レベルⅢ）
11) Hegemann S, Schäfer U, Lellé R, Willich N, Micke O. Long-term results of radiotherapy in primary carcinoma of the vagina. Strahlenther Onkol 2009；185：184-189（レベルⅢ）
12) Hiniker SM, Roux A, Murphy JD, Harris JP, Tran PT, Kapp DS, et al. Primary squamous cell carcinoma of the vagina：prognostic factors, treatment patterns, and outcomes. Gynecol Oncol 2013；131：380-385（レベルⅢ）
13) Kirkbride P, Fyles A, Rawlings GA, Manchul L, Levin W, Murphy KJ, et al. Carcinoma of the vagina--experience at the Princess Margaret Hospital（1974-1989）. Gynecol Oncol 1995；56：435-443（レベルⅢ）
14) Lian J, Dundas G, Carlone M, Ghosh S, Pearcey R. Twenty-year review of radiotherapy for vaginal cancer：an institutional experience. Gynecol Oncol 2008；111：298-306（レベルⅢ）
15) Miyamoto DT, Viswanathan AN. Concurrent chemoradiation for vaginal cancer. PLoS One 2013；8：e65048（レベルⅢ）
16) Perez CA, Grigsby PW, Garipagaoglu M, Mutch DG, Lockett MA. Factors affecting long-term outcome of irradiation in carcinoma of the vagina. Int J Radiat Oncol Biol Phys 1999；44：37-45（レベルⅢ）
17) Platta CS, Anderson B, Geye H, Das R, Straub M, Bradley K. Adjuvant and definitive radiation

therapy for primary carcinoma of the vagina using brachytherapy and external beam radiation therapy. J Contemp Brachytherapy 2013；5：76-82（レベルⅢ）
18) Tabata T, Takeshima N, Nishida H, Hirai Y, Hasumi K. Treatment failure in vaginal cancer. Gynecol Oncol 2002；84：309-314（レベルⅢ）
19) Tran PT, Su Z, Lee P, Lavori P, Husain A, Teng N, et al. Prognostic factors for outcomes and complications for primary squamous cell carcinoma of the vagina treated with radiation. Gynecol Oncol 2007；105：641-649（レベルⅢ）
20) Kucera H, Mock U, Knocke TH, Kucera E, Pötter R. Radiotherapy alone for invasive vaginal cancer：outcome with intracavitary high dose rate brachytherapy versus conventional low dose rate brachytherapy. Acta Obstet Gynecol Scand 2001；80：355-360（レベルⅢ）
21) Beriwal S, Demanes DJ, Erickson B, Jones E, De Los Santos JF, Cormack RA, et al. American Brachytherapy Society consensus guidelines for interstitial brachytherapy for vaginal cancer. Brachytherapy 2012；11：68-75（ガイドライン）
22) 日本放射線腫瘍学会 小線源治療部会編．密封小線源治療 診療・物理QAマニュアル（第1版）．金原出版，東京，2013（ガイドライン）
23) Moran MS, Castrucci WA, Ahmad M, Song H, Lund MW, Mani S, et al. Clinical utility of the modified segmental boost technique for treatment of the pelvis and inguinal nodes. Int J Radiat Oncol Biol Phys 2010；76：1026-1036（レベルⅢ）
24) Dalrymple JL, Russell AH, Lee SW, Scudder SA, Leiserowitz GS, Kinney WK, et al. Chemoradiation for primary invasive squamous carcinoma of the vagina. Int J Gynecol Cancer 2004；14：110-117（レベルⅢ）
25) Samant R, Lau B, Choan E, Le T, Tam T. Primary vaginal cancer treated with concurrent chemoradiation using Cis-platinum. Int J Radiat Oncol Biol Phys 2007；69：746-750（レベルⅢ）
26) Creasman WT. Vaginal cancers. Curr Opin Obstet Gynecol 2005；17：71-76（レベルⅣ）
27) Di Donato V, Bellati F, Fischetti M, Plotti F, Perniola G, Panici PB. Vaginal cancer. Crit Rev Oncol Hematol 2012；81：286-295（レベルⅣ）

CQ 11

腟上皮内腫瘍（VAIN）に対して推奨される治療は？

推奨
① LSILに対しては経過観察を行う（グレードA）。
② HSILには，個々の症例に応じ，外科的治療として局所，部分もしくは全腟壁切除術（total vaginectomy），保存的治療としてレーザー蒸散術（laser vaporization）が考慮される（グレードC1）。
③ Loop electrosurgical excision procedure（LEEP）は，膀胱損傷や直腸損傷のリスクがあり奨められない（グレードD）。

☞フローチャート4参照

【目的】

VAINに対する治療法について検討する。

【解説】

VAINに関しては，これまでWHO分類2003年（第3版）のVAIN 1〜VAIN 3の3段階の分類に従って，数多くの報告がされてきている。しかし，新しいWHO分類2014年（第4版）では，総説の「病理組織型」（**72頁**参照）に示されるようにVAINのほとんどがHPV感染によるものであることから，VAIN 1に相当するLSIL，VAIN 2とVAIN 3に相当するHSILの2つに分類されるようになってきている。VAINの発生頻度は，同じHPV感染が起因するCINに比較してその1/100程度と低い[1]。VAINをきたす症例においては，HPV感染症の一環としてVINやCINの合併を有することが多く[2,3]，human immunodeficiency virus（HIV）などの免疫不全疾患，移植による免疫抑制剤やステロイド剤の長期使用症例などにみられる[4]。さらには，VAIN症例はCINや子宮頸癌による子宮摘出術あるいは放射線治療の既往を有することが多い[1,5-8]。また，VAINもVINと同様に多巣性あるいは広範囲に病巣が発生することがあり，治療前に腟全体の十分な診査が必要である。ここでは，これまで報告されている多くの論文に準じて，旧WHO分類のVAIN 1〜VAIN 3を参考としながら述べる。

VAINに対する治療介入の後方視的検討では，VAIN 1で30％，VAIN 2で77％，VAIN 3で93％に治療が施行されており[9]，VAIN 1であるLSILでは経過観察のみで約半数の病巣が自然消退していることから，積極的な治療はVAIN 2またはVAIN 3であるHSILから施行されることが多い[5]。このHSILでは12〜13％に潜伏癌が存在することが報告されており[5,10]，浸潤癌の存在が疑わしい場合には外科的切除が考慮される。

VAINの8割以上は腟の上部1/3に発生していることから[6,10]，同部の部分腟壁切除術（partial vaginectomy）例が多く報告されている[5,10]。病巣の範囲や部位により，局所切除術や全腟壁切除術（total vaginectomy）が施行されている[6,8,11]。また，経腟，開腹，腹腔鏡下など異なるアプローチがあり，子宮摘出術とともに行う場合とそうでない場合がある[8,12]。腟の解剖学的な構造上，外科的切除による膀胱・直腸損傷や術後の瘻孔形成といった合併症の報告がみられる[11,13]。さらに，VAIN症例で子宮摘出術や放射線治療の既往を有することもあり，これが外科的切除を難渋なものとし，治療法の選択には個々の症例に応じた対応をすべきである。

　十分な診査によって浸潤癌の存在を否定できる場合においては，より保存的な治療としてレーザー蒸散術（laser vaporization）が最も広く施行されている[13-16]。しかし，再燃や再発の頻度は高く，再治療や外科的切除が必要となることが多いため継続的な観察が必要である[8,9]。LEEPを用いた報告があるが[17]，膀胱・直腸損傷のリスクが高く推奨されない[18]。さらに，治療抵抗性の症例においては，放射線腟内照射[19,20]や5-FU局所投与[21]も報告されている。外科的切除と同様に，膀胱・直腸損傷/障害のリスクを少なからず有している。

　VAINは症例が少ない上に，免疫の低下する基礎疾患を有したり，VINやCINとの合併，さらには子宮摘出術や放射線治療の既往を有することが多く，ランダム化比較試験などエビデンスを求める臨床試験の設定が困難である。VAINの管理においては，症例ごとに個別に対応し，長期の経過観察を必要とする。

【参考文献】

1) Sillman FH, Fruchter RG, Chen YS, Camilien L, Sedlis A, McTigue E. Vaginal intraepithelial neoplasia：risk factors for persistence, recurrence, and invasion and its management. Am J Obstet Gynecol 1997；176：93-99　（レベルⅢ）
2) Aho M, Vesterinen E, Meyer B, Purola E, Paavonen J. Natural history of vaginal intraepithelial neoplasia. Cancer 1991；68：195-197　（レベルⅢ）
3) Vinokurova S, Wentzensen N, Einenkel J, Klaes R, Ziegert C, Melsheimer P, et al. Clonal history of papillomavirus-induced dysplasia in the female lower genital tract. J Natl Cancer Inst 2005；97：1816-1821　（レベルⅢ）
4) Likes W, Santoso JT, Wan J. A cross-sectional analysis of lower genital tract intraepithelial neoplasia in immune-compromised women with an abnormal Pap. Arch Gynecol Obstet 2013；287：743-747　（レベルⅢ）
5) Rome RM, England PG. Management of vaginal intraepithelial neoplasia：A series of 132 cases with long-term follow-up. Int J Gynecol Cancer 2000；10：382-390　（レベルⅢ）
6) Boonlikit S, Noinual N. Vaginal intraepithelial neoplasia：a retrospective analysis of clinical features and colpohistology. J Obstet Gynaecol Res 2010；36：94-100　（レベルⅢ）
7) Liao JB, Jean S, Wilkinson-Ryan I, Ford AE, Tanyi JL, Hagemann AR, et al. Vaginal intraepithelial neoplasia（VAIN）after radiation therapy for gynecologic malignancies：a clinically recalcitrant entity. Gynecol Oncol 2011；120：108-112　（レベルⅢ）
8) Ratnavelu N, Patel A, Fisher AD, Galaal K, Cross P, Naik R. High-grade vaginal intraepithelial neoplasia：can we be selective about who we treat？BJOG 2013；120：887-893　（レベルⅢ）
9) Gunderson CC, Nugent EK, Elfrink SH, Gold MA, Moore KN. A contemporary analysis of epidemiology and management of vaginal intraepithelial neoplasia. Am J Obstet Gynecol 2013；

208:410. e1-6（レベルⅢ）

10) Indermaur MD, Martino MA, Fiorica JV, Roberts WS, Hoffman MS. Upper vaginectomy for the treatment of vaginal intraepithelial neoplasia. Am J Obstet Gynecol 2005;193:577-580（レベルⅢ）
11) Cheng D, Ng TY, Ngan HY, Wong LC. Wide local excision（WLE）for vaginal intraepithelial neoplasia（VAIN）. Acta Obstet Gynecol Scand 1999;78:648-652（レベルⅢ）
12) Choi YJ, Hur SY, Park JS, Lee KH. Laparoscopic upper vaginectomy for post-hysterectomy high risk vaginal intraepithelial neoplasia and superficially invasive vaginal carcinoma. World J Surg Oncol 2013;11:126（レベルⅢ）
13) Dodge JA, Eltabbakh GH, Mount SL, Walker RP, Morgan A. Clinical features and risk of recurrence among patients with vaginal intraepithelial neoplasia. Gynecol Oncol 2001;83:363-369（レベルⅢ）
14) Yalcin OT, Rutherford TJ, Chambers SK, Chambers JT, Schwartz PE. Vaginal intraepithelial neoplasia:treatment by carbon dioxide laser and risk factors for failure. Eur J Obstet Gynecol Reprod Biol 2003;106:64-68（レベルⅢ）
15) Ait Menguellet S, Collinet P, Houfflin Debarge V, Nayama M, Vinatier D, Leroy JL. Management of multicentric lesions of the lower genital tract. Eur J Obstet Gynecol Reprod Biol 2007;132:116-120（レベルⅢ）
16) Wee WW, Chia YN, Yam PK. Diagnosis and treatment of vaginal intraepithelial neoplasia. Int J Gynaecol Obstet 2012;117:15-17（レベルⅢ）
17) Fanning J, Manahan KJ, McLean SA. Loop electrosurgical excision procedure for partial upper vaginectomy. Am J Obstet Gynecol 1999;181:1382-1385（レベルⅣ）
18) Hatch KD. A3. Vaginal intraepithelial neoplasia（VAIN）. Int J Gyncol Obstet 2006;94:S40-43（レベルⅢ）
19) Graham K, Wright K, Cadwallader B, Reed NS, Symonds RP. 20-year retrospective review of medium dose rate intracavitary brachytherapy in VAIN3. Gynecol Oncol 2007;106:105-111（レベルⅢ）
20) Ogino I, Kitamura T, Okajima H, Matsubara S. High-dose-rate intracavitary brachytherapy in the management of cervical and vaginal intraepithelial neoplasia. Int J Radiat Oncol Biol Phys 1998;40:881-887（レベルⅢ）
21) Murta EF, Neves Junior MA, Sempionato LR, Costa MC, Maluf PJ. Vaginal intraepithelial neoplasia:clinical-therapeutic analysis of 33 cases. Arch Gynecol Obstet 2005;272:261-264（レベルⅢ）

CQ 12

放射線治療の適応と方法は？

推奨

① Ⅰ期で腫瘍の厚みが5mm以下の腟癌には，密封小線源治療または外部照射＋密封小線源治療が考慮される（グレードC1）。
② Ⅰ期で腫瘍の厚みが5mmをこえるかⅡ～ⅣA期の腟癌には，外部照射＋密封小線源治療または外部照射が考慮される（グレードC1）。
③ プラチナ製剤単剤または同剤を含む化学療法の同時併用が考慮される（グレードC1）。

☞フローチャート4参照

【目的】
腟癌に対する放射線治療の適応と方法について検討する。

【解説】
腟癌に対する放射線治療においては，密封小線源治療，外部照射，あるいは両者の併用による治療が病巣の状況に応じて行われる。

密封小線源治療について，日本放射線腫瘍学会のガイドラインによると，Ⅰ期で腫瘍の厚みが5mm以下の場合は腔内照射単独でよいとされている[1,2]。しかし，現実には厚さ5mm以下の判断は難しく，Ⅰ期全体に対して密封小線源治療と外部照射を推奨する意見もあり[3]，外部照射との併用は許容される。厚さが5mmをこえる腟癌では外部照射に密封小線源治療を併用する。外部照射を先行し，線量が30～40Gyになった時点で，残存腫瘍の境界が明瞭となり腟全周の50～60％以下の浸潤にとどまり傍腟結合織への広範囲な浸潤がなければ，密封小線源治療により線量を追加する[3]。病巣が腟円蓋に限局する場合や腫瘍の厚みが5mm以下であればシリンダーやオボイドアプリケータを用いた腔内照射を行うが，American Brachytherapy Society（ABS）から出された腟癌の組織内照射に関するコンセンサスガイドラインによると，腫瘍の厚みが5mmをこえる場合は組織内照射を検討すべきとされている[4]。組織内照射は手技が困難であるため，その適用に関しては施設ごとに判断される。かつて，密封小線源治療では低線量率照射が行われていたが，現在ではほとんどの施設で高線量率照射に置き換わっている。高線量率照射を用いた腟癌に対する放射線治療に関する後方視的研究によると，過去の低線量率照射と比較して治療成績，再発形式や有害事象は同等である[5-9]。

密封小線源治療における線量評価点，分割法や照射線量に関し，エビデンスに基づき

推奨される方法はないが，腟粘膜全体を臨床標的体積として1回線量4～7Gyで計3～6回照射されることが多い[1,4]。重要臓器が隣接する腟癌における密封小線源治療では，線源に近接する重要臓器の過線量が壊死や瘻孔形成など高度な晩期放射線有害事象につながる危険性があるため，慎重な放射線治療計画により正常臓器の被曝線量を正確に把握した上で病巣に適切な線量を照射する必要がある。実施可能な施設では，CTやMRIを利用した3次元放射線治療計画に基づいたIGBTを行うことが推奨される。

　外部照射では，Ⅰ期であっても腔内照射単独で治療した場合は骨盤内再発をきたす危険性がある（再発率20～33％）[3,10]。粘膜下浸潤の過小評価に注意し，腫瘍の厚みが5mmをこえるか，5mm未満でも傍腟結合織浸潤の可能性がある場合はⅠ期であっても腔内照射に外部照射を併用する必要がある。原発巣が腟の上部2/3の場合は閉鎖リンパ節，内・外腸骨リンパ節，総腸骨リンパ節，仙骨リンパ節領域を，原発巣が腟の下部1/3の場合は鼠径部を臨床標的体積に含める[3,11]。腟後壁に浸潤がある場合は傍直腸リンパ節領域を，腟入口部に浸潤している場合は外陰部も含める必要がある。30～40Gyで中央遮蔽を入れ，45～50Gyまで照射する[3]。中央遮蔽後は原発巣に対し密封小線源治療による線量追加を行う。深部に浸潤した腫瘍でその境界が不明瞭な症例，先行する外部照射による腫瘍縮小が十分でなく密封小線源治療により腫瘍に適切な線量を追加できないと判断される場合，または密封小線源治療を施行できない施設では外部照射単独とし，臨床的病巣に対しては65～70Gyまで照射する[11]。3D-CRTが一般的であるが[12]，鼠径部を含める必要がある場合はIMRTの適用も検討する。

　近年では，局所進行腟癌に対する放射線治療は，子宮頸癌と同様にCCRTが行われている。放射線単独治療後の再発の多くが骨盤内に生じており，全例の5年骨盤内再発率は25％をこえる報告が多い[10,13-16]。局所進行腟癌の腫瘍制御率を向上させるためにシスプラチンや5-FUを用いたCCRTの有効性を検討した報告が認められるが，いずれも単施設からの少数例を対象とした後方視的研究のみである[3,17-19]。稀な疾患であるため，ランダム化比較試験で化学療法併用の有効性を検証することは困難であるが，発生部位，病因や病理組織学的類似性から，子宮頸癌に関する臨床試験の結果を腟癌治療の指標にすることには妥当性があると判断される。Ⅲ・ⅣA期や4cmをこえる腫瘍，リンパ節転移陽性例で，全身状態が良く臓器機能が保たれている場合は積極的に化学療法の同時併用を考慮すべきである[3,15]。米国の医療実態調査研究でも1999年以後シスプラチンを主体としたCCRTが増加している[20]。しかし，子宮頸癌より患者の年齢層が高い腟癌では，有害事象に対する十分な注意が必要である[17]。

【参考文献】
1) 日本放射線腫瘍学会 小線源治療部会編. 密封小線源治療 診療・物理QAマニュアル（第1版）. 金原出版, 東京, 2013（ガイドライン）
2) 日本放射線腫瘍学会編. 放射線治療計画ガイドライン2012年版（第3版）. 金原出版, 東京, 2012（ガイドライン）

3) Frank SJ, Jhingran A, Levenback C, Eifel PJ. Definitive radiation therapy for squamous cell carcinoma of the vagina. Int J Radiat Oncol Biol Phys 2005；62：138-147（レベルⅢ）
4) Beriwal S, Demanes DJ, Erickson B, Jones E, De Los Santos JF, Cormack RA, et al. American Brachytherapy Society consensus guidelines for interstitial brachytherapy for vaginal cancer. Brachytherapy 2012；11：68-75（ガイドライン）
5) Beriwal S, Heron DE, Mogus R, Edwards RP, Kelley JL, Sukumvanich P. High-dose rate brachytherapy（HDRB）for primary or recurrent cancer in the vagina. Radiat Oncol 2008；3：7（レベルⅢ）
6) Kushner DM, Fleming PA, Kennedy AW, Wilkinson DA, Lee E, Saffle PA. High dose rate（192）Ir afterloading brachytherapy for cancer of the vagina. Br J Radiol 2003；76：719-725（レベルⅢ）
7) Mock U, Kucera H, Fellner C, Knocke TH, Pötter R. High-dose-rate（HDR）brachytherapy with or without external beam radiotherapy in the treatment of primary vaginal carcinoma：long-term results and side effects. Int J Radiat Oncol Biol Phys 2003；56：950-957（レベルⅢ）
8) Nonaka T, Nakayama Y, Mizoguchi N, Onose R, Kato H, Nakayama H. Definitive radiation therapy for invasive carcinoma of the vagina：impact of high-dose rate intracavitary brachytherapy. Int J Clin Oncol 2013；18：314-320（レベルⅢ）
9) Kucera H, Mock U, Knocke TH, Kucera E, Pötter R. Radiotherapy alone for invasive vaginal cancer：outcome with intracavitary high dose rate brachytherapy versus conventional low dose rate brachytherapy. Acta Obstet Gynecol Scand 2001；80：355-360（レベルⅢ）
10) Perez CA, Grigsby PW, Garipagaoglu M, Mutch DG, Lockett MA. Factors affecting long-term outcome of irradiation in carcinoma of the vagina. Int J Radiat Oncol Biol Phys 1999；44：37-45（レベルⅢ）
11) Chyle V, Zagars GK, Wheeler JA, Wharton JT, Delclos L. Definitive radiotherapy for carcinoma of the vagina：outcome and prognostic factors. Int J Radiat Oncol Biol Phys 1996；35：891-905（レベルⅢ）
12) Moran MS, Castrucci WA, Ahmad M, Song H, Lund MW, Mani S, et al. Clinical utility of the modified segmental boost technique for treatment of the pelvis and inguinal nodes. Int J Radiat Oncol Biol Phys 2010；76：1026-1036（レベルⅢ）
13) Stock RG, Mychalczak B, Armstrong JG, Curtin JP, Harrison LB. The importance of brachytherapy technique in the management of primary carcinoma of the vagina. Int J Radiat Oncol Biol Phys 1992；24：747-753（レベルⅢ）
14) Nag S, Martínez-Monge R, Selman AE, Copeland LJ. Interstitial brachytherapy in the management of primary carcinoma of the cervix and vagina. Gynecol Oncol 1998；70：27-32（レベルⅢ）
15) Murakami N, Kasamatsu T, Sumi M, Yoshimura R, Takahashi K, Inaba K, et al. Radiation therapy for primary vaginal carcinoma. J Radiat Res 2013；54：931-937（レベルⅢ）
16) de Crevoisier R, Sanfilippo N, Gerbaulet A, Morice P, Pomel C, Castaigne D, et al. Exclusive radiotherapy for primary squamous cell carcinoma of the vagina. Radiother Oncol 2007；85：362-370（レベルⅢ）
17) Dalrymple JL, Russell AH, Lee SW, Scudder SA, Leiserowitz GS, Kinney WK, et al. Chemoradiation for primary invasive squamous carcinoma of the vagina. Int J Gynecol Cancer 2004；14：110-117（レベルⅢ）
18) Samant R, Lau B, Choan E, Le T, Tam T. Primary vaginal cancer treated with concurrent chemoradiation using Cis-platinum. Int J Radiat Oncol Biol Phys 2007；69：746-750（レベルⅢ）
19) Miyamoto DT, Viswanathan AN. Concurrent chemoradiation for vaginal cancer. PLoS One 2013；8：e65048（レベルⅢ）
20) Ghia AJ, Gonzalez VJ, Tward JD, Stroup AM, Pappas L, Gaffney DK. Primary vaginal cancer and chemoradiotherapy：a patterns-of-care analysis. Int J Gynecol Cancer 2011；21：378-384（レベルⅢ）

CQ 13

手術療法の適応と方法は？

推奨

① 臨床進行期Ⅰ・Ⅱ期で腟の上部1/3に局在している場合には手術療法が考慮される（グレードC1）。
② 手術療法では，広汎子宮全摘出術または準広汎子宮全摘出術＋骨盤リンパ節郭清に加え，十分な切除マージンを確保した腟摘出術を行うことが考慮される（グレードC1）。
③ 臨床進行期ⅣA期では骨盤除臓術（pelvic exenteration）も考慮される（グレードC1）。

☞フローチャート4参照

【目的】

腟癌に対する手術療法に関し，その適応と方法について検討する。

【解説】

腟癌は腟の上部1/3に局在するものが56％であり，その半数が腟後壁に発生する。腟の中部および腟の下部1/3に及ぶ腫瘍では，完全に摘出する場合には骨盤除臓術（pelvic exenteration）や外陰切除術が必要となる可能性が高く，それはQOLを著しく低下させるため，浸潤癌では放射線治療が選択される傾向にある。一方，腟の上部に局在するⅠ・Ⅱ期の腫瘍では，子宮頸癌と同様に広汎または準広汎子宮全摘出術に加え，十分な切除マージンを確保した腟摘出術が行われることが多い。

単施設での原発腟癌100例の後方視的検討では，臨床進行期Ⅰ・Ⅱ期で腟の上部1/3に腫瘍が局在する場合には，手術療法が放射線治療単独より予後が良いことが報告されている[1]。また本邦の報告では，51例の腟癌を解析し，同様の傾向が示されている[2]。これらの報告は，Ⅰ・Ⅱ期で腟の上部1/3に腫瘍がとどまる場合であり，腟の上部1/3をこえる大きな腫瘍の場合には放射線治療が選択されている。しかし，腟の下部に局在する小さな腟癌では，手術療法が考慮される場合もある。また，米国National Cancer Databaseでの4,885例の原発腟癌の解析では，手術療法と放射線治療の5年生存率はそれぞれⅠ期で90％と63％，Ⅱ期で70％と57％であり，放射線治療に比べて手術療法の方が良い傾向が示されている[3]。この差について，年齢や健康状態などのその他の因子による影響は不明であると述べられている。さらに，原発腟癌50例以上を対象とし，1980～2000年に発表された21論文の解析を行った報告において，症例は計6,138例で，

手術療法と放射線治療の5年生存率はそれぞれⅠ期で77％と68％，Ⅱ期で52％と48％であり，手術療法の方が良い傾向が示された[4]。

腟癌の組織型はその79～85％が扁平上皮癌で，6～14％が腺癌であり，扁平上皮癌が大多数を占める[3,5]。組織型別での治療法の選択は，Ⅰ・Ⅱ期の腺癌，特に明細胞腺癌の場合には放射線治療に対する感受性も低いと考えられ，手術療法が推奨されている[5,6]。

手術療法としては，十分な切除マージンを確保して腟壁を摘出する腟摘出術を広汎子宮全摘出術に加え，さらに，骨盤リンパ節郭清を行うのが一般的である。腟の上部2/3までに局在する腫瘍のリンパ経路は骨盤リンパ節への経路であり，腟の下部1/3に局在する腫瘍のリンパ経路は骨盤リンパ節だけではなく，鼠径リンパ節へも流入するので，腟の下部1/3に存在する腫瘍の根治術の際には，鼠径リンパ節郭清も併せて行われる。術後，断端陽性やリンパ節転移ありなどのリスク因子がある場合には，補助療法として放射線治療が推奨される[2,6,7]。

子宮全摘出術後の腟癌では，腫瘍が腟壁に局在しているものは手術療法の適応と考えられる。手術療法としては，上皮内癌の場合には部分的な腟摘出術が行われる。一方，腟の上部1/3に局在した浸潤癌では，傍腟結合織を含めた腟摘出術に加えて骨盤リンパ節郭清が推奨される[6]。

ⅣA期症例で直腸・膀胱浸潤や直腸腟瘻・膀胱腟瘻が存在する場合，または放射線治療後の局所再発例では，骨盤除臓術などの拡大手術も考慮される[5,6]。米国National Cancer Databaseでの報告では，Ⅲ・Ⅳ期症例の治療法別の5年生存率は，手術療法のみ（21例）47％，放射線治療のみ（144例）35％，手術療法＋放射線治療（36例）60％で，手術療法が行われたものが良い傾向が示されている[3]。しかし，Ⅲ期症例で腫瘍が骨盤壁に達している場合には手術療法は困難であり，より浸潤の強い予後の悪い症例では放射線治療が行われている可能性があり，手術が可能な症例は予後が良いというバイアスがかかっていることが推察される。

【参考文献】

1) Stock RG, Chen AS, Seski J. A 30-year experience in the management of primary carcinoma of the vagina：analysis of prognostic factors and treatment modalities. Gynecol Oncol 1995；56：43-52（レベルⅢ）
2) Tabata T, Takeshima N, Nishida H, Hirai Y, Hasumi K. Treatment failure in vaginal cancer. Gynecol Oncol 2002；84：309-314（レベルⅢ）
3) Creasman WT, Phillips JL, Menck HR. The National Cancer Data Base report on cancer of the vagina. Cancer 1998；83：1033-1040（レベルⅢ）
4) Tjalma WA, Monaghan JM, de Barros Lopes A, Naik R, Nordin AJ, Weyler JJ. The role of surgery in invasive squamous carcinoma of the vagina. Gynecol Oncol 2001；81：360-365（レベルⅢ）
5) Slomovitz BM, Coleman RL. Invasive cancer of the vagina. In：DiSaia PJ, Creasman WT, eds. Clinical Gynecologic Oncology 8th ed. Elsevier Saunders, Philadelphia, 2012. pp245-259（レベルⅢ）
6) Hacker NF, Eifel PJ, van der Velden J. Cancer of the vagina. Int J Gynaecol Obstet 2012；119（Suppl 2）：S97-99（レベルⅢ）
7) Di Donato V, Bellati F, Fischetti M, Plotti F, Perniola G, Panici PB. Vaginal cancer. Crit Rev Oncol Hematol 2012；81：286-295（レベルⅢ）

CQ 14

治療後の経過観察は？

推奨

① 治療後の経過観察の間隔は
　　1～2年目：1～3カ月ごと
　　3～5年目：6カ月ごと
　　6年目以降：1年ごと
　を目安とする（グレードC1）。
② 問診，視診，触診，細胞診や生検，胸部X線検査，腫瘍マーカー，CTなどを行う（グレードC1）。

【目的】

再発と治療に伴う合併症に対処するための適切な経過観察の間隔と方法について検討する。

【解説】

腟癌の治療後の経過観察による再発診断が予後改善に結び付くというエビデンスはない。経過観察の間隔や検査方法についての信頼性の高い研究もなく，統一された見解は得られていない。

国外のガイドラインを見ても，米国National Cancer Institute（NCI）のガイドラインにおいては経過観察の間隔の推奨は記載されておらず，また細胞診や画像検査も，理学所見で再発を疑う場合や患者の自覚症状があるときに実施するべきとされている[1]。米国放射線科医学会American College of Radiology（ACR）のACR Appropriateness Criteriaでは，1～2年目は3カ月ごと，3年目以降はさらに間隔をあけた観察を推奨しているが，その根拠は示されていない[2]。国外の多数例の後方視的研究を見ると，腟癌の再発の70～80％は2年以内に発生し，3年目以降は再発の頻度は減少するが，5年をこえても再発が認められている[3,4]。再発と最も強く相関するのは進行期であるが[5,6]，進行期にかかわらず局所が再発の好発部位である[3-6]。リンパ節の再発も多いが，腟上部の腟癌は骨盤リンパ節に，腟の下部1/3の病巣では鼠径リンパ節にも転移しやすい[3]。301例の腟癌に放射線治療を施行した報告を見てみると，再発の部位は局所再発が69例（23％），骨盤リンパ節再発21例（7％），鼠径リンパ節再発12例（4％），遠隔転移44例（15％）であり，44例51カ所の遠隔転移部位の内訳は，肺25，傍大動脈リン

パ節9，肝8，骨5，腹膜3，脳1と報告されている。再発後の予後は極めて不良で，局所再発のみの場合でも5年生存率は20％，リンパ節や遠隔転移を生じた場合は4％で，再発後の根治は困難である[3]。

　治療後の経過観察の診察において重要なのは問診，視診と触診である。局所や表在リンパ節に再発の疑いがある場合は細胞診や組織診で確認する。そのほかに再発の発見に役立つ検査項目としては，胸部X線検査，腫瘍マーカー，CT，MRI，FDG-PETなどが挙げられるが，どの検査をどの時期に行うかに関しては確立したものはない。

　現在の治療の第一選択である放射線治療の有害事象は長期にわたって発生する。放射線治療後のGrade 3〜4の有害事象の発生頻度は13〜17％と報告され，治療から10年をこえてもみられる[3,5]。頻度の高い有害事象としては，放射線性直腸炎，イレウス，出血性膀胱炎，直腸腟瘻，膀胱腟瘻，消化管狭窄，尿道狭窄などである[3,5]。このような有害事象の発生は患者のQOLを大きく損ねるため，その監視のためにも長期間の経過観察が必要である。

【参考文献】

1) National Cancer Institute at the National Institutes of Health. Vaginal cancer treatment（PDQ）. Version 2.26, 2015
   http://www.cancer.gov/cancertopics/pdq/treatment/vaginal/HealthProfessional（ガイドライン）
2) Lee LJ, Jhingran A, Kidd E, Cardenes HR, Elshaikh MA, Erickson B, et al. Acr appropriateness Criteria management of vaginal cancer. Oncology 2013；27：1166-1173（ガイドライン）
3) Chyle V, Zagars GK, Wheeler JA, Wharton JT, Delclos L. Definitive radiotherapy for carcinoma of the vagina：outcome and prognostic factors. Int J Radiat Oncol Biol Phys 1996；35：891-905（レベルⅢ）
4) de Crevoisier R, Sanfilippo N, Gerbaulet A, Morice P, Pomel C, Castaigne D, et al. Exclusive radiotherapy for primary squamous cell carcinoma of the vagina. Radiother Oncol 2007；85：362-370（レベルⅢ）
5) Frank SJ, Jhingran A, Levenback C, Eifel PJ. Definitive radiation therapy for squamous cell carcinoma of the vagina. Int J Radiat Oncol Biol Phys 2005；62：138-147（レベルⅢ）
6) Tran PT, Su Z, Lee P, Lavori P, Husain A, Teng N, et al. Prognostic factors for outcomes and complications for primary squamous cell carcinoma of the vagina treated with radiation. Gynecol Oncol 2007；105：641-649（レベルⅢ）

第4章 その他の外陰がん・腟がん

総説

　外陰に発生する扁平上皮癌以外の悪性疾患として，パジェット病およびそれに伴う浸潤癌，悪性黒色腫，そしてバルトリン腺より発生する癌，基底細胞癌などの皮膚に発生する癌，肉腫がある。腟に発生する扁平上皮癌以外の悪性疾患としては，腺癌，悪性黒色腫，肉腫がある。パジェット病と悪性黒色腫は基本的に皮膚に発生することから，一般的な治療法は皮膚科領域において既に詳細な治療ガイドラインが作成されている[1]。しかし，この2つの疾患は，外陰，腟に発生する病変として婦人科医が遭遇することも比較的多く，外陰，腟に特有の配慮も必要である（CQ15, CQ16）。外陰，腟に発生するその他の稀な腫瘍に対する治療法は，症例が少なく確立したものではない。それぞれの腫瘍の特性や状況に応じて個別に対応する必要がある。

病理組織型

　外陰パジェット病は，広義には表皮内に扁平上皮やメラノサイト以外の大型異型細胞が増殖する病変をさす病名として用いられているが，外陰の皮膚を原発とするものと直腸や肛門管，尿路，子宮頸部など周囲の臓器に発生した癌が外陰の表皮内に進展している二次性のものに分けられ，原発性のパジェット病はさらに，表皮内から発生したものと，皮膚付属器やバルトリン腺に発生した癌（下床癌）が表皮下に存在するものに分けられる[2]。二次性パジェット病では外陰局所の治療だけではなく原発臓器に対する治療も考える必要があるため，原発性と二次性の鑑別は重要である。組織学的には周囲の表皮細胞に比して大型で，明調な胞体を有する細胞が主として上皮内で孤在性ないし胞巣状増殖を示し，時に管腔形成や印環細胞の出現をみることもある。原発性と二次性の鑑別には臨床的な検索の他に，原発性パジェット病の腫瘍細胞はcytokeratin（CK）7やGCDFP-15が陽性で，CK20は一般に陰性であるのに対し，直腸および肛門管癌の細胞はCK7陰性，CK20陽性，GCDFP-15陰性であり，尿路上皮癌の細胞はCK7陽性，CK20陽性，GCDFP-15陰性であることが鑑別の補助となる[3,4]。

　悪性黒色腫はメラノサイトの増殖よりなる悪性腫瘍である。外陰，腟に発生する悪性黒色腫は，組織学的に粘膜黒子型，表層拡大型，結節型の3型に大別される。外陰では粘膜黒子型と表層拡大型が多いが，腟では結節型が多い[5,6]。外陰の病変で肉眼的に黒色にみえる腫瘍の中には悪性黒色腫以外の腫瘍もあること，メラニン含有量の少ない悪性黒色腫も存在することから，診断には組織学的な検索が必要である。ヘマトキシリン-エオジン（HE）染色標本での診断が困難な場合には，免疫染色でS-100蛋白，HMB-45，Melan-Aなどの陽性を確認することが診断の補助となる。病期分類は皮膚の悪性

黒色腫に準じて行われ、浸潤の有無、tumor thicknessと潰瘍の有無を組み合わせて決定される。Tumor thicknessは、腫瘍の厚さを表皮顆粒細胞層の最上部から浸潤の最深部までの実測値で記載する[7]（20頁 図2参照）。

手術療法
パジェット病

外陰パジェット病には通常の非浸潤型以外に、パジェット細胞が真皮から皮下組織に浸潤する型、表皮内のパジェット病の皮下に汗腺、バルトリン腺由来と考えられる浸潤腺癌が存在する型、外陰にみられるパジェット病は二次性で直腸癌などの原発癌が別に併存する型があることをよく周知して治療を行う必要がある（CQ15）。

浸潤癌のない外陰パジェット病の治療としては、切除範囲を慎重に検討した上での局所切除術（wide local excision）が第一選択となる。切除後の局所再発率は32～37%と高率であるが[8,9]、その理由としては、多中心性に病巣が存在する傾向があること、肉眼的には正常にみえる部位に病巣が存在する場合があること、外陰の生理的色素沈着や湿疹化や炎症により腫瘍の境界がわかりにくいこと、などが挙げられる。再発率は高く、再治療を要する場合もあるが、上皮内病変は緩徐に推移しその予後は極めて良好である[8-11]。術前に病巣周囲の正常にみえる部分を生検すること（マッピング生検：mapping biopsy）や[12]、術中に凍結切片による迅速病理組織学的検査を行うことで[13,14]、切除断端に病巣のないことを確認すべきとされているが、必ずしも有用でないとの報告もある[15,16]。

浸潤癌を伴う場合は、通常の浸潤性外陰癌に準じた術式で手術を行う。多数例の浸潤性乳房外パジェット病のコホート研究の報告によると、女性の浸潤性の乳房外パジェット病の部位として外陰が82%と最も多い[17]。1,439例の浸潤性の乳房外パジェット病の疾患特異的5年生存率は、局所限局病巣は95%、所属領域進展病巣は85%、遠隔転移では53%であった。手術切除群は非手術切除群に比べて有意に予後良好と報告されている。

悪性黒色腫

外陰・腟の悪性黒色腫は粘膜型で、悪性黒色腫の98%以上を占める表皮型と区別される（20頁参照）。表皮型では臨床的特徴と病理組織学的特徴をもとに外科的切除や薬物治療が行われてきた。外陰・腟の悪性黒色腫でも、解剖学的特性・術後QOLの面から切除範囲の制限があるものの、治療の原則は可能な限りの外科的切除である。また、薬物療法についても表皮型に準じて行われているのが現状である（CQ16）。

外陰悪性黒色腫では一般的には2cm以上の正常部分をつけた切除が必要であるが、1mm以下の浸潤の腫瘍では1cm以上で十分とも報告されている[18-20]。したがって、必ずしも広汎外陰切除術（radical vulvectomy）を行う必要はなく、扁平上皮癌と同様に根治的外陰部分切除術（radical local excision）による縮小手術も可能である。ただし、深さは皮下脂肪組織を筋膜に至るまで切除すべきとされている。その一方、広い範囲の

拡がりを有する場合は，十分な切除が可能なより広汎な術式を選択するべきとされる。外陰悪性黒色腫においても鼠径リンパ節転移が有力な予後因子であることは間違いなく，転移を確認するにはリンパ節郭清（生検）が必要である。しかし，この手技に治療的意義があるか否かについては明らかでない[21]。近年，外陰・腟の悪性黒色腫においてもセンチネルリンパ節同定による郭清の省略が試みられている。陰性的中率は85%以上とされているが，未だ研究的段階の手技であり，この手技に熟練したチームでの施行が強調されている[22,23]。

　腟悪性黒色腫は診断された時点で進行している症例が多く，予後は極めて不良である。手術的治療として腟全摘出術，骨盤除臓術（pelvic exenteration），鼠径・骨盤リンパ節郭清などの拡大手術が行われてきたが，その評価は一定でない[24,25]。浸潤が浅く小さな限局性の症例では正常部分を十分につけた局所切除術を行い，必要に応じて術後治療を加えることで良好な結果が得られる可能性も報告されている[26]。

その他の外陰がん

　その他の外陰がんについても手術的治療を選択することは多いが，その臨床的特徴を鑑みた上で手技を決定する必要がある。例えばバルトリン腺より発生する腫瘍は一般的な外陰がんに比較し深部に浸潤する傾向があり，根治的手術を行うにはより深部に拡大した手術が必要であるとされている[27,28]。病巣の切除断端陽性である率は高く，放射線治療を術後または術前に併用する治療も報告されているが，予後は不良である[28,29]。また，基底細胞癌は転移をきたすことは稀であり局所切除術で十分とされているが，局所再発率は10～22%と報告されており注意が必要である[30]。

放射線治療

　外陰パジェット病では，高齢や内科的合併症による手術不能例，広汎な病巣進展による手術非適応例，術後再発に対して放射線治療の適応がある。その有効性に関する報告は少数例の後方視的研究か症例報告のみであるが，その中で最多の外陰12例を含む外性器パジェット病22例を対象とした放射線治療成績が本邦から報告されている。根治的放射線治療の10例，術後照射の8例，術後再発の4例をまとめた治療成績は，5年局所制御率が84%，疾患特異的生存率が73%，全生存率が53%で，高度な有害事象は生じていない[31]。

　悪性黒色腫は放射線感受性が低く，根治的放射線治療が第一選択となることはほとんどないが，通常の放射線治療より生物学的効果の高い重粒子線治療が婦人科領域の悪性黒色腫に対し試験的に行われ，その有効性が報告されている[32]。術後補助療法としては，再発の危険性が高いリンパ節転移に対する術後照射がリンパ節領域制御率を改善させることが示されている[33,34]。しかし，生命予後改善への寄与は証明されておらず，晩期放射線有害事象が増加する問題点が指摘されており，その適応に関しては症例ごとに判断する必要がある。

【参考文献】

1) 日本皮膚悪性腫瘍学会編．科学的根拠に基づく皮膚悪性腫瘍診療ガイドライン（第 1 版）．金原出版，東京, 2007（ガイドライン）
2) Wilkinson EJ, Brown HM. Vulvar Paget disease of urothelial origin：a report of three cases and a proposed classification of vulvar Paget disease. Hum Pathol 2002；33：549-554（レベルⅢ）
3) Goldblum JR, Hart WR. Vulvar Paget's disease：a clinicopathologic and immunohistochemical study of 19 cases. Am J Surg Pathol 1997；21：1178-1187（レベルⅣ）
4) Ohnishi T, Watanabe S. The use of cytokeratins 7 and 20 in the diagnosis of primary and secondary extramammary Paget's disease. Br J Dermatol 2000；142：243-247（レベルⅢ）
5) Ragnarsson-Olding BK, Kanter-Lewensohn LR, Lagerlöf B, Nilsson BR, Ringborg UK. Malignant melanoma of the vulva in a nationwide, 25-year study of 219 Swedish females：clinical observations and histopathologic features. Cancer 1999；86：1273-1284（レベルⅢ）
6) Gupta D, Malpica A, Deavers MT, Silva EG. Vaginal melanoma：a clinicopathologic and immunohistochemical study of 26 cases. Am J Surg Pathol 2002；26：1450-1457（レベルⅢ）
7) Breslow A. Thickness, cross-sectional areas and depth of invasion in the prognosis of cutaneous melanoma. Ann Surg 1970；172：902-908（レベルⅢ）
8) Fanning J, Lambert HC, Hale TM, Morris PC, Schuerch C. Paget's disease of the vulva：prevalence of associated vulvar adenocarcinoma, invasive Paget's disease, and recurrence after surgical excision. Am J Obstet Gynecol 1999；180：24-27（レベルⅢ）
9) Shaco-Levy R, Bean SM, Vollmer RT, Papalas JA, Bentley RC, Selim MA, et al. Paget disease of the vulva：a histologic study of 56 cases correlating pathologic features and disease course. Int J Gynecol Pathol 2010；29：69-78（レベルⅢ）
10) Parker LP, Parker JR, Bodurka-Bevers D, Deavers M, Bevers MW, Shen-Gunther J, et al. Paget's disease of the vulva：pathology, pattern of involvement, and prognosis. Gynecol Oncol 2000；77：183-189（レベルⅢ）
11) Jones IS, Crandon A, Sanday K. Paget's disease of the vulva：Diagnosis and follow-up key to management；a retrospective study of 50 cases from Queensland. Gynecol Oncol 2011；122：42-44（レベルⅢ）
12) Kodama S, Kaneko T, Saito M, Yoshiya N, Honma S, Tanaka K. A clinicopathologic study of 30 patients with Paget's disease of the vulva. Gynecol Oncol 1995；56：63-70（レベルⅢ）
13) Stacy D, Burrell MO, Franklin EW 3rd. Extramammary Paget's disease of the vulva and anus；use of intraoperative frozen-section margins. Am J Obstet Gynecol 1986；155：519-523（レベルⅢ）
14) Bergen S, DiSaia PJ, Liao SY, Berman ML. Conservative management of extramammary Paget's disease of the vulva. Gynecol Oncol 1989；33：151-156（レベルⅢ）
15) Fishman DA, Chambers SK, Schwartz PE, Kohorn EI, Chambers JT. Extramammary Paget's disease of the vulva. Gynecol Oncol 1995；56：266-270（レベルⅢ）
16) DiSaia PJ, Dorion GE, Cappuccini F, Carpenter PM. A report of two cases of recurrent Paget's disease of the vulva in a split-thickness graft and its possible pathogenesis-labled "retrodissemination". Gynecol Oncol 1995；57：109-112（レベルⅣ）
17) Karam A, Dorigo O. Treatment outcomes in a large cohort of patients with invasive Extramammary Paget's disease. Gynecol Oncol 2012；125：346-351（レベルⅢ）
18) Irvin WP Jr, Legallo RL, Stoler MH, Rice LW, Taylor PT Jr, Andersen WA. Vulvar melanoma：a retrospective analysis and literature review. Gynecol Oncol 2001；83：457-465（レベルⅢ）
19) Balch CM, Urist MM, Karakousis CP, Smith TJ, Temple WJ, Drzewiecki K, et al. Efficacy of 2-cm surgical margins for intermediate-thickness melanomas (1 to 4 mm). Results of a multi-institutional randomized surgical trial. Ann Surg 1993；218：262-267（レベルⅡ）
20) Rodriguez AO. Female genital tract melanoma：the evidence is only skin deep. Curr Opin Obstet Gynecol 2005；17：1-4（レベルⅣ）
21) Phillips GL, Bundy BN, Okagaki T, Kucera PR, Stehman FB. Malignant melanoma of the vulva treated by radical hemivulvectomy. A prospective study of the Gynecologic Oncology Group. Cancer 1994；73：2626-2632（レベルⅢ）
22) de Hullu JA, Hollema H, Hoekstra HJ, Piers DA, Mourits MJ, Aalders JG, et al. Vulvar melanoma：is there a role for sentinel lymph node biopsy？ Cancer 2002；94：486-491（レベルⅢ）

23) Piura B. Management of primary melanoma of the female urogenital tract. Lancet Oncol 2008；9：973-981（レベルⅣ）
24) Reid GC, Schmidt RW, Roberts JA, Hopkins MP, Barrett RJ, Morley GW. Primary melanoma of the vagina：a clinicopathologic analysis. Obstet Gynecol 1989；74：190-199（レベルⅢ）
25) Van Nostrand KM, Lucci JA 3rd, Schell M, Berman ML, Manetta A, DiSaia PJ. Primary vaginal melanoma：improved survival with radical pelvic surgery. Gynecol Oncol 1994；55：234-237（レベルⅢ）
26) Xia L, Han D, Yang W, Li J, Chuang L, Wu X. Primary malignant melanoma of the vagina：a retrospective clinicopathologic study of 44 cases. Int J Gynecol Cancer 2014；24：149-155（レベルⅢ）
27) Copeland LJ, Sneige N, Gershenson DM, McGuffee VB, Abdul-Karim F, Rutledge FN. Bartholin gland carcinoma. Obstet Gynecol 1986；67：794-801（レベルⅢ）
28) Ouldamer L, Chraibi Z, Arbion F, Barillot I, Body G. Bartholin's gland carcinoma：epidemiology and therapeutic management. Surg Oncol 2013；22：117-122（レベルⅣ）
29) Cardosi RJ, Speights A, Fiorica JV, Grendys EC Jr, Hakam A, Hoffman MS. Bartholin's gland carcinoma：a 15-year experience. Gynecol Oncol 2001；82：247-251（レベルⅢ）
30) Piura B, Rabinovich A, Dgani R. Basal cell carcinoma of the vulva. J Surg Oncol 1999；70：172-176（レベルⅢ）
31) Hata M, Omura M, Koike I, Wada H, Miyagi E, Tayama Y, et al. Role of radiotherapy as curative treatment of extramammary Paget's disease. Int J Radiat Oncol Biol Phys 2011；80：47-54（レベルⅢ）
32) Karasawa K, Wakatsuki M, Kato S, Kiyohara H, Kamada T；Working Group for Gynecological Tumors. Clinical trial of carbon ion radiotherapy for gynecological melanoma. J Radiat Res 2014；55：343-350（レベルⅢ）
33) Agrawal S, Kane JM 3rd, Guadagnolo BA, Kraybill WG, Ballo MT. The benefits of adjuvant radiation therapy after therapeutic lymphadenectomy for clinically advanced, high-risk, lymph node-metastatic melanoma. Cancer 2009；115：5836-5844（レベルⅢ）
34) Burmeister BH, Henderson MA, Ainslie J, Fisher R, Di Iulio J, Smithers BM, et al. Adjuvant radiotherapy versus observation alone for patients at risk of lymph-node field relapse after therapeutic lymphadenectomy for melanoma：a randomised trial. Lancet Oncol 2012；13：589-597（レベルⅡ）

CQ 15

原発性の外陰パジェット病に対して推奨される治療は？

推奨
① 浸潤癌を有さない上皮内病変は，十分な切除マージンを確保した局所切除術（wide local excision）が奨められる（グレードB）。
② 肉眼的境界が不明瞭な病変ではマッピング生検（mapping biopsy）を考慮する（グレードC1）。
③ 浸潤癌が共存する病変では，通常の浸潤外陰癌に準じた術式が奨められる（グレードB）。
④ 手術不能例，術後再発例に対しては放射線治療が考慮される（グレードC1）。

☞フローチャート5参照

【目的】
原発性の外陰パジェット病に対する治療法を検討する。

【解説】
　浸潤癌が共存しない上皮内の外陰パジェット病の治療としては，切除範囲を慎重に検討した上での局所切除術（wide local excision）が推奨される。切除後の局所再発率は32〜37％と高率であるが，上皮内のパジェット病は緩徐に推移し，その予後は極めて良好である[1,2]。

　外陰パジェット病を完全切除するために必要な切除範囲（切除マージン）に関する信頼性の高いエビデンスはない。『皮膚悪性腫瘍診療ガイドライン』の乳房外パジェット病においては，肉眼的に境界明瞭な病巣や，マッピング生検（mapping biopsy）で陰性と判定された部位では1cm程度のマージンでの切除，肉眼的に境界不明瞭な部位は3cm程度のマージンでの切除を推奨している[3]。その根拠としては，乳房外パジェット病に対してのマッピング生検や，Mohs手術（術中に全ての切除断端を凍結切片で確認しながら施行する手術）を施行したデータにおいて，乳房外パジェット病の切除マージンは3cm以上が必要とされたこと，一方で肉眼的に正常皮膚との境界明瞭な病変を1cmのマージンで切除した46例の検討では，肉眼的境界と組織学的境界の誤差は大きくないことが報告されたことに基づいている[4,5]。外陰パジェット病において，術中迅速病理組織学的診断による切除範囲の決定を33例に行った報告では術後の断端陽性率は44％で，行わなかった場合は56％であった[2]。また，30例の外陰パジェット病にお

ける報告では，肉眼的に切除範囲を決定した9例の断端陽性率は67％であったが，マッピング生検や術中迅速病理検査で切除範囲を決定した18例では断端陽性率は39％であった[6]。また，本邦の単施設の後方視的研究では，マッピング生検で陰性となるように切除マージンを決定した18例では，術後の病理組織学的診断においても断端陰性で再発を認めなかった[7]。マッピング生検や術中迅速病理検査を用いると断端陽性の頻度は減少する。一方で，断端陽性例の再発率は31〜70％であるが，断端陰性例でも18〜38％に再発を認め，切除断端の状態にかかわらず再発を生じやすいという報告もある[2,8,9]。外陰の皮膚付属器組織の深さは約4mm以内であるため，上皮内病変の場合は，切除の深さは皮膚全層とわずかに皮下脂肪をつける程度でよい。浸潤癌を有さない上皮内病変はリンパ節転移を生じることはないため，鼠径リンパ節郭清は行わない。

外陰パジェット病は隣接の尿道，腟，肛門内に進展することもあるため，切除範囲を設定する際に，これらの器官への進展がないことを十分に確認する必要がある。進展が認められた場合は，可能な限りこれらの粘膜も切除することが必要である。肛門内は肛門歯状線をこえる切除が可能である。

上皮内の外陰パジェット病は予後良好であるが，手術後の局所再発は多い。28例の報告では初回手術時の断端陽性20例中14例（70％），断端陰性8例中3例（38％）が再発したが，再発17例中14例に1〜3回の追加切除を施行し，80％において病変が消失している[9]。

初回治療と再発治療のいずれにおいても，まずは外科的切除を検討するが，診断時の平均年齢は68〜70歳と高齢者が多く，広い病巣の場合もある。そのため，より低侵襲な治療法として，光線力学的療法（photodynamic therapy；PDT），イミキモド外用，レーザー蒸散術（laser vaporization）の併用などが模索されてきた。上皮内の外陰パジェット病21例に対してイミキモド外用を行った後方視的研究では，平均16週にわたる治療によって52％において病巣消失が得られたと報告された[10]。32例の外陰パジェット病に（M-ALA）PDTを施行した前方視的研究では，9％に症状の消失，78％に症状の改善が得られた。56％が再発し，3コース以上PDTを続けた26例のうち62％は部分的に奏効が得られた[11]。また，6例の外陰パジェット病に対して，外科的切除とレーザー蒸散術の併用により広汎な切除と再建術を避けられ，最長4年間再発がないことが報告されている[12]。これらの治療法の報告は後方視的研究や症例報告が中心で，観察期間も短いものが多い。外科的切除と再発率や生存率を比較したランダム化比較試験はなく，現時点ではその有益性を論じることはできない。

上皮内のパジェット病に浸潤癌が合併する場合は，通常の浸潤外陰癌に準じた手術を行う。1cm以上の切除マージンを確保した局所切除術や広汎外陰切除術（radical vulvectomy）と，鼠径リンパ節郭清が推奨される。浸潤癌を合併する場合に，鼠径リンパ節郭清が生存率を改善させるというデータはない。しかし，22例の浸潤癌の共存例を含む76例の外陰パジェット病の報告では，19例に鼠径リンパ節生検または郭清が行わ

れ，鼠径リンパ節転移を9例に認め，そのうち6例は死亡した[13]。転移の好発部位は鼠径リンパ節であり，リンパ節転移は重要な予後因子であるため，下床癌が共存する場合は郭清を考慮する。

浸潤癌を合併した外陰パジェット病において，転移を認めた場合の治療法や再発時の治療法については確立されたものはない。浸潤癌を有する場合や，鼠径リンパ節転移症例に対する術後放射線治療についても，その有益性を検証するランダム化比較試験や前方視的試験は存在せず，治療法としての有益性の評価は現時点では困難である。また，遠隔転移のある進行した外陰パジェット病における化学療法においても，推奨すべきレジメンは存在しない。乳癌や消化器癌に準じた化学療法が，単剤または併用でごく少数の症例に試みられた報告しかなく，奏効率や生存期間の延長が得られるか否かも不明である。

高齢や内科的合併症のために手術が不能の場合や広汎な病巣進展のために手術適応にならない場合，また術後再発に対して他に治療法がない場合には，放射線治療が考慮される。女性の外陰12例，会陰6例を含む外性器パジェット病22例（浸潤例12例，非浸潤例10例）の放射線治療成績が本邦から報告されており，5年局所制御率84％，疾患特異的生存率73％であった[14]。放射線治療はX線あるいは電子線を使用し，病巣全体にできるだけ均一な線量が照射されるようにする。真皮から皮下組織まで浸潤すればリンパ節転移の危険性が生じるため，予防的リンパ節領域照射が考慮される[15]。標準的線量分割は確立されていないが，1回線量1.8〜2Gyで非浸潤型には50Gy，浸潤型や浸潤腺癌併存例には55〜65Gyが必要と考えられている[14,15]。また，高齢などで治療が困難な浸潤癌を伴わない外陰パジェット病では，経過観察も一つの選択肢である。

【参考文献】

1) Fanning J, Lambert HC, Hale TM, Morris PC, Schuerch C. Paget's disease of the vulva：prevalence of associated vulvar adenocarcinoma, invasive Paget's disease, and recurrence after surgical excision. Am J Obstet Gynecol 1999；180：24-27（レベルⅢ）
2) Shaco-Levy R, Bean SM, Vollmer RT, Papalas JA, Bentley RC, Selim MA, et al. Paget disease of the vulva：a histologic study of 56 cases correlating pathologic features and disease course. Int J Gynecol Pathol 2010；29：69-78（レベルⅢ）
3) 日本皮膚悪性腫瘍学会編. 科学的根拠に基づく皮膚悪性腫瘍診療ガイドライン（第1版）. 金原出版，東京，2007（ガイドライン）
4) Hendi A, Brodland DG, Zitelli JA. Extramammary Paget's disease：surgical treatment with Mohs micrographic surgery. J Am Acad Dermatol 2004；51：767-773（レベルⅢ）
5) Murata Y, Kumano K. Extramammary Paget's disease of the genitalia with clinically clear margins can be adequately resected with 1 cm margin. Eur J Dermatol 2005；15：168-170（レベルⅢ）
6) Kodama S, Kaneko T, Saito M, Yoshiya N, Honma S, Tanaka K. A clinicopathologic study of 30 patients with Paget's disease of the vulva. Gynecol Oncol 1995；56：63-70（レベルⅢ）
7) Niikura H, Yoshida H, Ito K, Takano T, Watanabe H, Aiba S, et al. Paget's disease of the vulva：clinicopathologic study of type 1 cases treated at a single institution. Int J Gynecol Cancer 2006；16：1212-1215（レベルⅢ）
8) Cai Y, Sheng W, Xiang L, Wu X, Yang H. Primary extramammary Paget's disease of the vulva：the clinicopathological features and treatment outcomes in a series of 43 patients. Gynecol Oncol

2013 ; 129 : 412-416（レベルⅢ）
9) Black D, Tornos C, Soslow RA, Awtrey CS, Barakat RR, Chi DS. The outcomes of patients with positive margins after excision for intraepithelial Paget's disease of the vulva. Gynecol Oncol 2007 ; 104 : 547-550（レベルⅢ）
10) Luyten A, Sörgel P, Clad A, Gieseking F, Maass-Poppenhusen K, Lellé RJ, et al. Treatment of extramammary Paget disease of the vulva with imiquimod : a retrospective, multicenter study by the German Colposcopy Network. J Am Acad Dermatol 2014 ; 70 : 644-650（レベルⅢ）
11) Fontanelli R, Papadia A, Martinelli F, Lorusso D, Grijuela B, Merola M, et al. Photodynamic therapy with M-ALA as non surgical treatment option in patients with primary extramammary Paget's disease. Gynecol Oncol 2013 ; 130 : 90-94（レベルⅢ）
12) Ewing TL. Paget's disease of the vulva treated by combined surgery and laser. Gynecol Oncol 1991 ; 43 : 137-140（レベルⅢ）
13) Parker LP, Parker JR, Bodurka-Bevers D, Deavers M, Bevers MW, Shen-Gunther J, et al. Paget's disease of the vulva : pathology, pattern of involvement, and prognosis. Gynecol Oncol 2000 ; 77 : 183-189（レベルⅢ）
14) Hata M, Omura M, Koike I, Wada H, Miyagi E, Tayama Y, et al. Role of radiotherapy as curative treatment of extramammary Paget's disease. Int J Radiat Oncol Biol Phys 2011 ; 80 : 47-54（レベルⅢ）
15) Besa P, Rich TA, Delclos L, Edwards CL, Ota DM, Wharton JT. Extramammary Paget's disease of the perineal skin : role of radiotherapy. Int J Radiat Oncol Biol Phys 1992 ; 24 : 73-78（レベルⅢ）

CQ 16

悪性黒色腫に対して推奨される治療は？

推奨

① 遠隔転移が認められない場合には原発巣の切除を基本とする（グレードB）。
② センチネルリンパ節生検は，皮膚悪性黒色腫では病期の診断に有用であることが確認されており考慮してもよいが，皮膚科専門医の協力が必要である（グレードC1）。
③ 化学療法を行う場合にはダカルバジンを用いたレジメンが考慮される（グレードC1）。

> 日本婦人科腫瘍学会婦人科腫瘍専門医に皮膚悪性腫瘍の治療経験豊富な日本皮膚科学会認定皮膚科専門医を加えたチームまたは指導体制により治療方針の決定および治療を行うことが望ましい。

【目的】
外陰・腟の悪性黒色腫に対して適切な治療法を検討する。

【解説】
外陰悪性黒色腫ではtumor thickness（原発巣の厚さ）が予後規定因子である[1]。原発巣の厚さと腫瘍の進展が相関するため，原発巣の厚さに応じて適切な切除範囲を設定する。まずは原病巣周囲に2mm程度の切除マージンを確保して表皮から皮下脂肪組織まで切除する全切除生検を行う[2]。病変が大きい場合や尿道口にかかる場合など，切除後の縫合が難しい場合には，部分生検を行う。部分生検と全切除生検で生存率や再発率に差はないとされているが，部分生検では組織診断精度が低下し，拡大切除後にさらに追加切除を要する可能性がある[2]。組織型と原発巣の厚さをもとに切除範囲を決めた上で二期的に切除手術を行う。原発巣を外科的切除する際の病巣辺縁からの距離は，*in situ*病変では3〜5mm，原発巣の厚さが2mm以下の病変では1cm程度，2mmをこえる病変でも2cmまでとするのが望ましい[2,3]。切除範囲を広げても生命予後は改善しないため[4,5]，尿道口や肛門周囲などでは術後QOLに配慮した切除範囲にとどめる。腫瘍の侵入が真皮内までの病変は皮下脂肪組織全層を含めて切除するが，下床の筋膜をつけて切除しても予後が改善するというデータはない[2]。切除生検から拡大切除施行までの

待機時間の長さの違いは生存率と再発率に影響せず，切除生検で原発巣の厚さを確認してから拡大切除を行う方が，一期的に根治的拡大手術を行うよりも生存率と再発率が優れるとされる[2]。

腟悪性黒色腫も可能であれば根治的切除を行う。ただし，病巣の存在部位や多中心性により切除マージンを確保した切除には骨盤除臓術（pelvic exenteration）を要することが多い。侵襲度の高い根治術と病変部の局所切除術との間で予後の差がないため，局所切除術と放射線の組み合わせが，局所制御の上でも術後合併症を含めた生命予後の上でも選択肢となるとする報告もある[6]。

外陰悪性黒色腫では所属リンパ節転移例の予後は極めて不良であるが，独立した予後規定因子とはならないと報告されている[1]。系統的所属リンパ節郭清を併用した広汎外陰切除術（radical vulvectomy）と拡大切除のみを比較しても予後の差はなく[7,8]，系統的所属リンパ節郭清の意義は低い。若年者で，個数が少なく，被膜外浸潤がないようなリンパ節転移症例では根治的郭清により長期生存が得られる可能性もあり，根治的郭清を考慮してもよい[2]。腟悪性黒色腫は早期からリンパ節転移を起こすが，系統的所属リンパ節郭清の生命予後的意義は不明である。

センチネルリンパ節生検は外陰・腟の悪性黒色腫での報告は少ないが[9]，皮膚悪性黒色腫ではその有用性は評価されており，本邦でも保険適用となっている[2]。センチネルリンパ節生検によって顕微鏡的なリンパ節転移が早期に発見され，そのリンパ節領域を郭清することにより予後が改善される可能性を考慮し，原発巣の厚さが1〜4mmの症例に対してはセンチネルリンパ節生検を実施することが推奨されてきた[2]。最近，皮膚原発悪性黒色腫を対象とした第Ⅲ相試験の結果が公開され，センチネルリンパ節生検を行ったものでは行わなかったものに比べて，悪性黒色腫特異的生存期間には差がなかったものの，原発巣の厚さが1.2mmをこえるような中リスク以上の悪性黒色腫の10年無病生存率が有意に高いことが明らかとなった[10]。上記を考え併せると，外陰・腟の悪性黒色腫でも，皮膚悪性腫瘍の治療経験豊富な日本皮膚科学会認定皮膚科専門医の協力が得られる場合には，センチネルリンパ節生検を診断的・治療的に取り入れることを考慮してもよい。

外陰・腟の悪性黒色腫の術後補助療法については，その有用性を示す高いエビデンスはない。皮膚悪性黒色腫では，原発巣の厚さが4mmをこえるか，所属リンパ節転移を有する，再発リスクの高い症例に対して，本邦では術後にダカルバジン（DTIC），ニムスチン，ビンクリスチンの3者併用化学療法にインターフェロンβの術創部への局注を加えたDAVFeron療法に予後改善効果があるとして広く用いられている[11]。また，再発の高リスク因子を有する症例では，術後の免疫療法（インターフェロンα，インターロイキン）が選択されることもあるが，再発率を下げるものの，全生存期間への改善効果は不確かとされている[2]。外陰・腟悪性黒色腫で術後補助療法を考慮する際には，使用経験の豊富な皮膚科専門医の意見を仰ぐことが望ましい。

皮膚悪性黒色腫では，リンパ節郭清後の再発リスクが高い症例に対する術後照射の有効性を示した後方視的研究が多数認められる[12]。また，2012年に発表されたランダム化比較試験（ANZMTG 01.02/TROG 02.01）でも，術後照射が所属リンパ節領域制御率を改善することが示された[13]。本試験において再発リスクが高いと判断された基準は，転移鼠径リンパ節が3個以上，径4cm以上または節外浸潤のいずれかが認められることである。しかし，この臨床試験の最終報告によると術後照射の生命予後改善への寄与は明らかでなく，リンパ浮腫などの放射線有害事象が増加する問題点が指摘されており，その適応については正確な再発リスクの評価に基づき症例ごとに判断する必要がある。術後照射に関する標準的な線量分割は確立されていないが，放射線抵抗性腫瘍である悪性黒色腫では1回線量を増加させ短期間で治療を行う寡分割照射が有効とされており，ANZMTG 01.02/TROG 02.01でも48Gy/20回で照射されている。

遠隔転移を有する悪性黒色腫の予後は極めて不良である。外科的切除は一般的に適応にならず，よほど切除しやすい部位にある場合か症状緩和を目的とする場合にとどめる。悪性黒色腫の骨や中枢神経への転移巣は，放射線照射により約半数で症状緩和が期待でき，脳以外に活動性病巣を認めない数個までの脳転移でも，定位照射により90%で腫瘍増大を抑えることができる[2]。DTICを用いた全身化学療法が行われるが，DTIC単剤の奏効率は約20%，長期完全奏効率は2%以下と満足できるものではない[2]。他の抗がん剤を併用することで初期の奏効率は上がるものの，ランダム化比較試験でDTIC単剤よりも生存期間の延長を証明できたレジメンは報告されていない。その他，進行悪性黒色腫に対する全身療法として免疫治療が以前より試みられており，養子免疫療法や癌ワクチン療法，あるいはインターフェロンαやインターロイキン2などサイトカイン療法が試行されてきたが，その治療奏効率はおよそ10%以下と限定的であった[2]。近年，腫瘍局所における免疫逃避機構をターゲットとした免疫療法（抗CTLA-4抗体，抗PD-1抗体）[14,15]や，腫瘍特異的な遺伝子変異をターゲットとした分子標的治療が注目されている。特に，抗PD-1抗体ニボルマブは本邦において悪性黒色腫で保険適用となっており，国外で標準治療の一つとなっている抗CTLA-4抗体イピリムマブとともに，今後予後延長効果が期待されている。国外では他にも使用されている薬剤があり，今後本邦の実臨床でも使用可能となる可能性がある。しかし，粘膜型である外陰・腟悪性黒色腫に特化した薬剤治療のエビデンスはなく，標準治療は確立していない。現状では皮膚原発の悪性黒色腫ではDTIC，ニボルマブが保険診療下で使用可能であり，外陰・腟悪性黒色腫を含めた粘膜原発悪性黒色腫でのデータの蓄積が望まれる。

【参考文献】

1) Phillips GL, Bundy BN, Okagaki T, Kucera PR, Stehman FB. Malignant melanoma of the vulva treated by radical hemivulvectomy. A prospective study of the Gynecologic Oncology Group. Cancer 1994；73：2626-2632 （レベルⅢ）
2) 日本皮膚悪性腫瘍学会編．科学的根拠に基づく皮膚悪性腫瘍診療ガイドライン（第1版）．金原出

版，東京，2007．pp2-39（ガイドライン）

3) Leitao MM Jr, Cheng X, Hamilton AL, Siddiqui NA, Jurgenliemk-Schulz I, Mahner S, et al. Gynecologic Cancer InterGroup（GCIG）consensus review for vulvovaginal melanomas. Int J Gynecol Cancer 2014；24：S117-122（レベルⅣ）
4) Moxley KM, Fader AN, Rose PG, Case AS, Mutch DG, Berry E, et al. Malignant melanoma of the vulva：an extension of cutaneous melanoma? Gynecol Oncol 2011；122：612-617（レベルⅣ）
5) Ragnarsson-Olding BK, Nilsson BR, Kanter-Lewensohn LR, Lagerlöf B, Ringborg UK. Malignant melanoma of the vulva in a nationwide, 25-year study of 219 Swedish females：predictors of survival. Cancer 1999；86：1285-1293（レベルⅢ）
6) Irvin WP Jr, Bliss SA, Rice LW, Taylor PT Jr, Andersen WA. Malignant Melanoma of the vagina and locoregional control：radical surgery revisited. Gynecol Oncol 1998；71：476-480（レベルⅣ）
7) Trimble EL, Lewis JL Jr, Williams LL, Curtin JP, Chapman D, Woodruff JM, et al. Management of vulvar melanoma. Gynecol Oncol 1992；45：254-258（レベルⅣ）
8) Jaramillo BA, Ganjei P, Averette HE, Sevin BU, Lovecchio JL. Malignant melanoma of the vulva. Obstet Gynecol 1985；66：398-401（レベルⅣ）
9) Dhar KK, DAS N, Brinkman DA, Beynon JL, Woolas RP. Utility of sentinel node biopsy in vulvar and vaginal melanoma：report of two cases and review of the literature. Int J Gynecol Cancer 2007；17：720-723（レベルⅣ）
10) Morton DL, Thompson JF, Cochran AJ, Mozzillo N, Nieweg OE, Roses DF, et al. Final trial report of sentinel-node biopsy versus nodal observation in melanoma. N Engl J Med 2014；370：599-609（レベルⅡ）
11) Yamamoto A, Ishihara K. Clinical study of DAV + IFN-beta therapy（combination adjuvant therapy with intravenous DTIC ACNU and VCR, and local injection of IFN-beta）for malignant melanoma. Int J Immunother 1996；12：73-78（レベルⅢ）
12) Agrawal S, Kane JM 3rd, Guadagnolo BA, Kraybill WG, Ballo MT. The benefits of adjuvant radiation therapy after therapeutic lymphadenectomy for clinically advanced, high-risk, lymph node-metastatic melanoma. Cancer 2009；15；115：5836-5844（レベルⅢ）
13) Burmeister BH, Henderson MA, Ainslie J, Fisher R, Di Iulio J, Smithers BM, et al. Adjuvant radiotherapy versus observation alone for patients at risk of lymph-node field relapse after therapeutic lymphadenectomy for melanoma：a randomised trial. Lancet Oncol 2012；13：589-597（レベルⅡ）
14) Robert C, Thomas L, Bondarenko I, O'Day S, Weber J, Garbe C, et al. Ipilimumab plus dacarbazine for previously untreated metastatic melanoma. N Engl J Med 2011；364：2517-2526（レベルⅡ）
15) Topalian SL, Sznol M, McDermott DF, Kluger HM, Carvajal RD, Sharfman WH, et al. Survival, durable tumor remission, and long-term safety in patients with advanced melanoma receiving nivolumab. J Clin Oncol 2014；32：1020-1030（レベルⅢ）

第5章 ■ 資料集

Ⅰ 抗（悪性）腫瘍薬の有害事象一覧（医薬品インタビューフォームより抜粋）

一般名 （商品名）	症例数	有害事象 発現率	血液			消化器			
			白血球 減少	ヘモグロ ビン減少	血小板 減少	悪心・ 嘔吐	食欲 不振	下痢	腹痛
シスプラチン （ブリプラチン）	承認時，市販後調査 8,787例	85.6%	36.5%	28.0%	17.0%	74.6%	62.2%	5.9%	0.5%
カルボプラチン （パラプラチン）	承認時，市販後調査 6,218例	86.0%	56.4%	40.1%	42.7%	50.5%	45.4%	3.3%	2.2%
フルオロウラシル （5-FU）	承認時，市販後調査 1,936例	―	7.9%	0.7%	2.4%	8.2%	15.2%	12.3%	0.6%
ブレオマイシン （ブレオ）	承認時，市販後調査 1,613例	―	0.2%	0.1%	―	14.6%	28.7%	0.9%	
マイトマイシンC （マイトマイシン）	市販後調査（再評価時） 329例	―	40.2%	3.0%	24.7%	15.4%	21.8%	―	―
ピラルビシン（ピノルビン）	承認時，市販後調査 3,591例	71.2%	50.4%	13.8%	14.5%	31.9%	36.4%	2.5%	0.1%
ビンクリスチン （オンコビン）	承認時 187例	―	5%以上	5%以上	0.1～5% 未満	5%以上	0.1～5% 未満	0.1～5% 未満	5%以上
パクリタキセル （タキソール）	承認時，市販後調査 3,669例	82.7%	46.6%	13.9%	8.6%	19.3%	5.8%	4.6%	1.1%
メトトレキサート （メソトレキセート）	承認時，市販後調査 2,341例	77.0%	13.9%	5.3%	9.8%	49.9%	59.7%	10.3%	3.5%
ダカルバジン （ダカルバジン）	承認時，市販後調査 940例	78.7%	―	―	―	30.9%	5.1%	0.1～5% 未満	0.1～5% 未満
ミトキサントロン （ノバントロン）	承認時，市販後調査 1,746例	67.7%	54.5%	26.3%	32.4%	26.9%	19.0%	0.1～5% 未満	0.1～5% 未満
ビノレルビン （ナベルビン）	承認時 809例	97.8%	92.6%	73.7%	15.0%	26.5%	52.0%	12.5%	5%未満
ニムスチン （ニドラン）	市販後調査 1,970例	61.3%	31.5%	―	30.0%	13.4%	12.5%	1%未満	―
インターフェロンα	承認時，再調査終了時 4,562例	82.1%	0.1～5% 未満	0.1～5% 未満	0.1～5% 未満	1.2%	8.2%	1.8%	0.1～5% 未満
インターフェロンβ	承認時，市販後調査 5,380例	82.3%	16.9%	2.0%	16.0%	5.0%	11.3%	1%未満	1%未満
インターロイキン2 （IL-2）	承認時 258例	86.0%	1.2%	2.3%	0.8%	19.8%	36%	3.1%	1.2%
ニボルマブ （オプジーボ）	承認時 35例	85.7%	17.1%						
イミキモド （ベセルナクリーム）	承認時 64例	82.8%	―	―	―	―	―	―	

	肝臓	腎臓	呼吸器	神経系	皮膚付属器	その他の有害事象および注意事項
	AST/ALT上昇 肝機能障害	BUN/Cr上昇 Ccr低下	間質性肺炎	末梢神経障害	脱毛	
	9.4%/9.8% —	14.3%/6.6% 14.1%	0.1%未満	1.7%	25.7%	聴覚障害(1.4%), 視覚障害(うっ血乳頭, 球後視神経炎, 皮質盲：0.1%未満), 脳梗塞0.1%未満
	9.2%/10.2% —	5.1%/2.6% 3.6%	0.1%	0.4%	18.3%	アナフィラキシー(0.03%), 脳梗塞(0.08%), 心筋梗塞(0.02%)
	—	—	—	—	3.8%	口内炎(6.7%), 色素沈着(4.8%), 激しい下痢による脱水症状, 抗ウイルス剤ソリブジンとの併用にて重篤な血液障害の報告あり
	0.2%	—	10.2%	—	29.5%	皮膚の硬化, 色素沈着(40.6%), 発熱(39.8%), 口内炎(13.3%), 60歳以上の高齢者では間質性肺炎・肺線維症に特に注意。総投与量は300mg以下とする
	—	—	—	—	0.9%	溶血性尿毒症症候群, 微小血管症性溶血性貧血(頻度不明)
	2.6%/3.2% 0.5%	0.8%/0.3% 0.1%	0.1%未満	—	21.5%	心筋障害(0.1～5%未満), 心電図異常(1.6%), 総投与量950mg/m²以上でうっ血性心不全に注意
	5%以上	—	—	33.2% (しびれ感)	21.9%	下肢深部反射減弱・消失(10.7%), 四肢疼痛(3.2%), 筋萎縮(2.1%), 排尿困難(1.1%), 口内炎, 発熱, 発疹(5%以上), 脱髄性シャルコー・マリー・トゥース病には禁忌
	6.6%/7.7% 3.4%	2.7%/1.1% 0.4%	0.6%	34.8%	28.2%	発熱(10.6%), 関節痛(21.4%), 筋肉痛(16.8%), アナフィラキシー(0.3%), 脳梗塞(0.03%), 心筋梗塞(0.03%)
	16.8%/19.0%	0.9%/0.7%	—	0.5%	8.5%	発熱(13.3%), 発疹・紅斑(4.0%), 口内炎(10.9%), 頭痛(2.1%)
	—/— 6.1%	—/— 0.1～5%未満	—	—	0.1～5%未満	血管痛(8.2%), アナフィラキシー, 肝細胞壊死, 骨髄機能抑制, 顔面感覚異常, 光過敏症
	—/— 5%以上	—/— 0.1～5%未満	—	—	5%以上	本剤総投与量が160mg/m²をこえる場合にうっ血性心不全(0.3%)になる場合がある。心筋障害, アナフィラキシー, 不整脈
	—/— 5%未満	—/— 5%未満	1.4%	—	26.9%	全身倦怠(40.3%), 電解質異常(20%以上), イレウス(0.4%), 急性腎不全(0.2%), アナフィラキシー, 抗利尿ホルモン不適合分泌症候群(SIADH)
	—	—/— 1%未満	—	—	1～10%未満	発熱(1～10%未満), 全身倦怠感(1～10%未満), 長期投与で骨髄異形成症候群や急性白血病など二次発がん
	—/— 0.1～5%未満	—/— 0.1～5%未満	0.1～5%未満	0.1%未満	7.3%	発熱(69.8%), 全身倦怠感(11.4%), 頭痛(6.2%), 関節痛(5.8%), 抑うつ状態(2.5%), 筋肉痛(2.5%), 不眠(1.6%), 悪寒・戦慄(1.3%)
	2.5%/2.5% 1%未満	—/— 1%未満	0.1%未満	1%未満	1%未満	発熱(72.0%), 頭痛(18.6%), 悪寒・戦慄(16.5%), 全身倦怠感(15.1%), 蛋白尿(12.4%), 低アルブミン血漿(4.2%)
	10.1%/12.0% 16.3%	1.9%/12.7% 3.5%	—	7.0%	0.3%	発熱(73.3%), 悪寒・戦慄(40.0%), 倦怠感(35.0%), 関節痛(6.2%), 筋肉痛(5.8%), 体重増加(5.8%), 浮腫(4.3%), 胸水貯留(1.6%)
	14.3%/11.4% 5.7%	—	2.9%	—	—	掻痒症(31.4%), 遊離トリヨードサイロニン減少(22.9%), 血中TSH増加(20.0%), 白斑(17.1%), 遊離サイロキシン減少(17.1%), 甲状腺機能低下症(14.3%), 疲労(14.3%), 血中Al-P増加(14.3%), 血中CK(CPK)増加(14.3%), 血中LDH増加(14.3%), CRP増加(14.3%), リンパ球数減少(14.3%), 下痢(11.4%), γ-GTP増加(11.4%), 好酸球数増加(11.4%), サーファクタントプロテイン増加(11.4%), 皮膚色素減少(11.4%)
	—	—	—	—	—	紅斑(54.7%), びらん(34.4%), 表皮剥離(32.8%), 浮腫(17.2%), 疼痛(28.1%)

(—は頻度不明あるいは記載なし)

Ⅱ 略語一覧

ABS	American Brachytherapy Society
ACR	American College of Radiology
AJCC	American Joint Committee on Cancer
ASCO	American Society of Clinical Oncology
CCRT	concurrent chemoradiotherapy
CIN	cervical intraepithelial neoplasia
CQ	clinical question
CR	complete response
CT	computed tomography
CTC	Common Toxicity Criteria
DES	diethylstilbestrol
DTIC	dacarbazine
EORTC	European Organization for Research and Treatment of Cancer
FDG-PET	2-deoxy-2-[18F] fluoro-D-deoxy glucose-positron emission tomography
FIGO	International Federation of Gynecology and Obstetrics
GOG	Gynecologic Oncology Group
HIV	human immunodeficiency virus
HPV	human papillomavirus
HSIL	high grade squamous intraepithelial lesion
IGBT	image-guided brachytherapy
IMRT	intensity modulated radiation therapy
ISSVD	International Society for the Study of Vulvovaginal Disease
JGOG	Japanese Gynecologic Oncology Group（婦人性悪性腫瘍研究機構）
LEEP	loop electrosurgical excision procedure
LSIL	low grade squamous intraepithelial lesion
MRI	magnetic resonance imaging
NCI	National Cancer Institute
PDT	photodynamic therapy
PS	performance status
QOL	quality of life
SEER	Surveillance, Epidemiology and End Results Program
UICC	Union for International Cancer Control
VAIN	vaginal intraepithelial neoplasia
VIN	vulvar intraepithelial neoplasia
u/d VIN	usual/differentiated vulvar intraepithelial neoplasia
WHO	World Health Organization
3D-CRT	three-dimensional conformal radiation therapy

和文索引

い
イソスルファンブルー　57
一括切開法　28
イピリムマブ　97
イミキモド　92
インターフェロン α　96
インターフェロン β　96
インターロイキン　96
インドシアニングリーン　57

え
英国産婦人科学会　67
エビデンスの質評価基準（レベル）　35

か
外陰悪性黒色腫　20
外陰癌　13
外陰上皮内腫瘍（VIN）　38
外部照射　32, 79
化学療法　33
下床癌　86
画像誘導密封小線源治療（IGBT）　32, 73, 80
カルボプラチン　65
緩和照射　32

き
強度変調放射線治療（IMRT）　32, 40, 61, 73, 80
局所切除術　28, 43, 44, 49, 68, 87, 91, 96

く
グレード　35

け
経過観察　67, 84, 93
系統的リンパ節郭清　39
外科的切除断端　30
原発巣の厚さ　95

こ
抗CTLA-4抗体　97
抗PD-1抗体　97
光線力学的療法（PDT）　92
広汎外陰切除術　28, 39, 47, 69, 87, 96
広汎子宮全摘出術　31
骨盤除臓術　28, 31, 51, 69, 74, 82, 88, 96
骨盤リンパ節郭清　30
根治的外陰部分切除術　28, 49, 87
根治的放射線治療　32, 40

さ
再建術　30

し
色素法　57
シスプラチン　62, 65, 70
手術不能　61
手術療法　28
術後照射　32
術後補助放射線治療　38
術前化学療法　51
術前照射　32
進行期分類　13
迅速病理検査　92
迅速病理組織学的診断　58
深鼠径リンパ節　30

す
推奨の基準（グレード）　35

せ
切除マージン　30, 49, 60, 91, 95
全骨盤除臓術　39
浅鼠径リンパ節　30
全腟壁切除術　31, 74, 77
センチネルリンパ節　39, 88
センチネルリンパ節生検　30, 57, 95

そ
創部離開　48
鼠径リンパ節郭清　28, 30, 39, 53
組織学的分類　22

た
ダカルバジン　95, 96
単純外陰切除術　28, 44

ち
腟adenosis　73
腟癌　18
腟上皮内腫瘍（VAIN）　72, 76
腟全摘出術　88
中央遮蔽　80
直腸腟瘻　83

て
テクネチウム製剤　57

と
同時化学放射線療法（CCRT）　32, 38, 40, 69, 72

に
ニボルマブ　97
ニムスチン　96

は
パクリタキセル　65, 70
パジェット病　87, 88, 91
パテントブルー　57

ひ
ヒトパピローマウイルス（HPV）　27, 38, 72
ビノレルビン　65, 70
被膜外浸潤　60, 62
ビンクリスチン　65, 96

ふ
部分腟壁切除術　31, 77

プラチナ製剤　40
ブレオマイシン　65
分割切開法　28, 47

ほ

膀胱腟瘻　83
放射線治療　32

ま

マイトマイシン　62

マッピング生検　30, 87, 91

み

密封小線源治療　32, 79
ミトキサントロン　65

め

メトトレキサート　65

り

リンパ節の名称　17

れ

レーザー蒸散術　28, 31, 44, 76, 77
レベル　35

ろ

ロムスチン　65

欧文索引

A

American Brachytherapy Society（ABS）　79
American College of Radiology（ACR）　84
ANZMTG 01.02　97

B

best supportive care（BSC）　69
Bowen様丘疹症（bowenoid papulosis）　38, 43

C

CK7　86
CK20　86
Cloquet節　30
concurrent chemoradiotherapy（CCRT）　32, 38, 40, 69, 72

D

DES　72
dVIN　38, 43

E

en bloc incision　28

F

FDG-PET　85

G

GCDFP-15　86
GOG37　40, 54, 60
GOG74　54, 70
GOG88　53, 61, 70
GOG205　51

H

high grade squamous intraepithelial lesion（HSIL）　38, 43, 72, 76
HMB-45　86
human immunodeficiency virus（HIV）　76
human papillomavirus（HPV）　27, 38, 72

I

image-guided brachytherapy（IGBT）　32, 73, 80
inguinal lymphadenectomy　30
intensity modulated radiation therapy（IMRT）　32, 40, 61, 73, 80
ISSVD　38

L

laser vaporization　28, 31, 76, 77

loop electrosurgical excision procedure（LEEP）　76
low grade squamous intraepithelial lesion（LSIL）　38, 43, 72, 76

M

mapping biopsy　30, 87, 91
Melan-A　86

N

National Cancer Database　82
National Cancer Institute（NCI）　67, 84

P

partial vaginectomy　31, 77
pelvic exenteration　28, 31, 39, 51, 69, 74, 82, 88, 96
pelvic lymphadenectomy　30
performance status（PS）　69

Q

QOL　40, 68, 85

R

radical local excision　28, 49, 87
radical vulvectomy　28, 39, 47, 69, 87, 96

radioisotope（RI） 57
Rosenmüller節 30
Royal College of Obstetricians and Gynaecologists 67

S

S-100蛋白 86
SEER 14
sentinel lymph node biopsy 30
separate incision 28, 47
simple vulvectomy 28, 44
squamous intraepithelial lesion（SIL） 38

T

TNM分類 16, 18, 20

total vaginectomy 31, 74, 77
TROG 02.01 97
tumor thickness 87, 95
tumor thicknessの計測法 20

U

ultrastaging 58
uVIN 38

V

vaginal intraepithelial neoplasia（VAIN） 72, 76
vulvar intraepithelial neoplasia（VIN） 38

W

wide local excision 28, 43, 44, 49, 68, 87, 91

数字

2003年WHO分類 22
2014年WHO分類 24
3D-CRT 32, 40, 61, 73, 80
5-FU 62, 65, 77

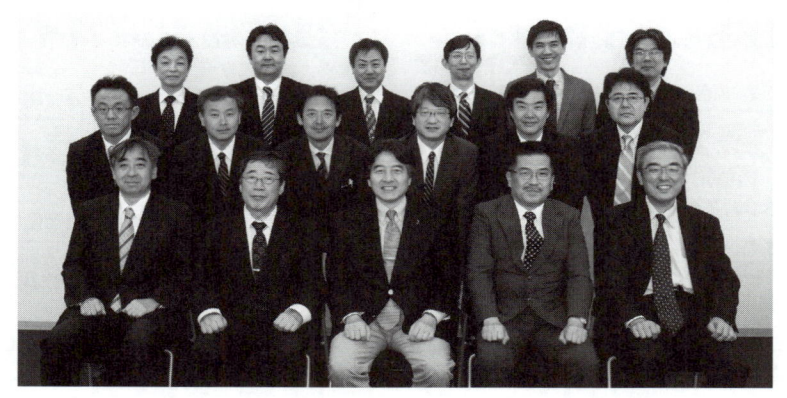

外陰がん・腟がん治療ガイドライン2015年版 作成委員会
〔2014年5月9日，於東京〕

外陰がん・腟がん治療ガイドライン 2015年版

2015年 8 月10日	第 1 版（2015年版）第 1 刷発行
2021年 7 月10日	第 3 刷発行

編　集　日本婦人科腫瘍学会

発行者　福 村 直 樹

発行所　金原出版株式会社
　　　　〒113-0034　東京都文京区湯島 2-31-14
　　　　電話　編集　03（3811）7162
　　　　　　　営業　03（3811）7184
　　　　FAX　　　　03（3813）0288
　　　　振替口座　00120-4-151494
　　　　http://www.kanehara-shuppan.co.jp/

ISBN 978-4-307-30122-0

ⓒ日本婦人科腫瘍学会, 2015
検印省略
Printed in Japan

印刷・製本／（株）真興社

<JCOPY> ＜出版者著作権管理機構　委託出版物＞
本書の無断複製は著作権法上での例外を除き禁じられています．複製される場合は，そのつど事前に，出版者著作権管理機構（電話 03-5244-5088, FAX 03-5244-5089, e-mail：info@jcopy.or.jp）の許諾を得てください．

小社は捺印または貼付紙をもって定価を変更致しません．
乱丁，落丁のものはお買上げ書店または小社にてお取り替え致します．

定評ある 金原出版の診療ガイドライン

2021.7

食道癌診療ガイドライン 2017年版
日本食道学会／編
◆B5判 148頁 3図 原色26図 ◆定価（本体2,800円＋税）

胃癌治療ガイドライン 医師用 2021年7月改訂【第6版】
日本胃癌学会／編
◆B5判 164頁 原色8図 ◆定価（本体1,500円＋税）

大腸癌治療ガイドライン 医師用 2019年版
大腸癌研究会／編
◆B5判 152頁 原色5図 ◆定価（本体1,700円＋税）

遺伝性大腸癌診療ガイドライン 2020年版
大腸癌研究会／編
◆B5判 152頁 20図 原色19図 ◆定価（本体1,800円＋税）

肝癌診療ガイドライン 2017年版補訂版
日本肝臓学会／編
◆B5判 272頁 2図 ◆定価（本体3,600円＋税）

膵癌診療ガイドライン 2019年版
日本膵臓学会
膵癌診療ガイドライン改訂委員会／編
◆B5判 328頁 18図 原色3図 ◆定価（本体3,400円＋税）

膵・消化管神経内分泌腫瘍（NEN）診療ガイドライン 2019年【第2版】
日本神経内分泌腫瘍研究会（JNETS）
膵・消化管神経内分泌腫瘍診療ガイドライン第2版作成委員会／編
◆B5判 192頁 21図 原色10図 ◆定価（本体3,200円＋税）

頭頸部癌診療ガイドライン 2018年版
日本頭頸部癌学会／編
◆B5判 192頁 11図 ◆定価（本体3,200円＋税）

肺癌診療ガイドライン 悪性胸膜中皮腫・胸腺腫瘍含む 2020年版
日本肺癌学会／編
◆B5判 496頁 30図 ◆定価（本体4,500円＋税）

乳癌診療ガイドライン 2018年版
日本乳癌学会／編
① 治療編 ◆B5判 400頁 ◆定価（本体5,000円＋税）
② 疫学・診断編 ◆B5判 320頁 ◆定価（本体4,000円＋税）

科学的根拠に基づく 皮膚悪性腫瘍診療ガイドライン 2015年版
日本皮膚科学会・日本皮膚悪性腫瘍学会／編
◆B5判 200頁 12図 ◆定価（本体4,500円＋税）

子宮頸癌治療ガイドライン 2017年版
日本婦人科腫瘍学会／編
◆B5判 224頁 2図 ◆定価（本体3,200円＋税）

子宮体がん治療ガイドライン 2018年版
日本婦人科腫瘍学会／編
◆B5判 264頁 3図 ◆定価（本体3,400円＋税）

卵巣がん・卵管癌・腹膜癌治療ガイドライン 2020年版
日本婦人科腫瘍学会／編
◆B5判 224頁 3図 ◆定価（本体3,400円＋税）

脳腫瘍診療ガイドライン ①成人脳腫瘍編 ②小児脳腫瘍編 2019年版
日本脳腫瘍学会／編
◆B5判 208頁 6図 原色6図 ◆定価（本体3,800円＋税）

口腔癌診療ガイドライン 2019年版
日本口腔腫瘍学会口腔癌治療ガイドライン改訂委員会
日本口腔外科学会口腔癌診療ガイドライン策定小委員会／編
◆B5判 272頁 ◆定価（本体4,000円＋税）

がん免疫療法ガイドライン 第2版
日本臨床腫瘍学会／編
◆B5判 162頁 21図 ◆定価（本体2,200円＋税）

造血器腫瘍診療ガイドライン 2018年版補訂版
日本血液学会／編
◆B5判 428頁 ◆定価（本体5,000円＋税）

成人・小児進行固形がんにおける臓器横断的ゲノム診療のガイドライン 第2版 2019年10月
日本癌治療学会・日本臨床腫瘍学会／編
◆B5判 92頁 ◆定価（本体2,200円＋税）

がん疼痛の薬物療法に関するガイドライン 2020年版
日本緩和医療学会／編
◆B5判 200頁 ◆定価（本体2,600円＋税）

がん薬物療法における職業性曝露対策ガイドライン 2019年版
日本がん看護学会・日本臨床腫瘍学会・日本臨床腫瘍薬学会／編
◆B5判 180頁 ◆定価（本体2,200円＋税）

金原出版 〒113-0034 東京都文京区湯島2-31-14 TEL03-3811-7184（営業部直通） FAX03-3813-0288
本の詳細、ご注文等はこちらから　https://www.kanehara-shuppan.co.jp/